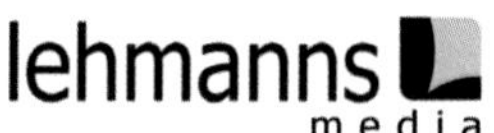
lehmanns
media

AF545942

Birgit Brockmann-Ahrens

Bewegung bis ins hohe Alter

Spiel und Spaß mit Handgeräten
Handbuch für Sitzgymnastik

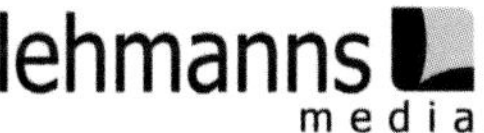

Bibliografische Information der Deutschen Nationalbibliothek:
Die Deutsche Nationalbibliothek verzeichnet diese Publikation in der Deutschen Nationalbibliografie; detaillierte bibliografische Angaben sind im Internet unter http://www.dnb.de abrufbar.

Alle Rechte vorbehalten
Dieses Werk, einschließlich aller seiner Teile, ist urheberrechtlich geschützt. Jede Verwertung außerhalb der engen Grenzen des Urheberrechtsgesetzes ist ohne Zustimmung des Verlages unzulässig und strafbar. Das gilt insbesondere für Vervielfältigungen, Übersetzungen, Mikroverfilmungen, Verfilmungen und die Einspeicherung und Verarbeitung auf DVDs, CD-ROMs, CDs, Videos, in weiteren elektronischen Systemen sowie für Internet-Plattformen.

© Lehmanns Media 2019
Helmholtzstraße 2-9
10587 Berlin

Titelfoto: Birgit Brockmann-Ahrens
Druck und Bindung: Totem, Inowrocław, Polen

ISBN 978-3-86541-989-7 www.lehmanns.de

Inhaltsverzeichnis

1 Einleitung

Ich arbeite in einer Tagespflegeeinrichtung mit Menschen zwischen 60 bis 95 Jahren als Altentherapeutin. Es finden sich verschiedene Krankheitsbilder in den täglichen Gruppen, wie Schlaganfallpatienten, Parkinsonkranke und Demenzkranke – der Anteil dieser Personen wird immer größer. Außerdem kommen Gäste mit Depressionen und Rollstuhlfahrer sowie auch gesunde Gäste. In unserer Einrichtung bieten wir ein Gruppenprogramm an. Die Gruppenstärke liegt bei 14 Personen.

Unser Beschäftigungsprogramm beinhaltet drei Einheiten: Singen und Musizieren, Bewegung und Gedächtnistraining.

Dieses Buch befasst sich ausschließlich mit der Bewegungseinheit und nur mit Bewegung in Gruppen.

Von Beruf bin ich staatlich geprüfte Gymnastiklehrerin und habe als Übungsleiterin im Sportverein, als pädagogische Mitarbeiterin in der Grundschule und als Sporttherapeutin in einem Rehabilitationszentrum gearbeitet.

Die Aufgaben in der Tagespflege waren für meine Kollegen und für mich neu.

Wir hospitierten in einer anderen Tagespflege und erarbeiteten uns ein Konzept. Für die Bewegungsübungen habe ich Stundenbilder erarbeitet.

Bei einer Überprüfung unserer Einrichtung (Audit) meinte die Dame, ich solle aus den Stundenbildern ein Buch machen und hier ist es nun.

Da die Vorbereitungszeit für die Beschäftigung immer kürzer wird, war es mir sehr wichtig die Stundenbilder so zu erarbeiten, dass sie sofort angewendet werden können.

2 Anforderung an die Gruppenleitung

- Kenntnisse über die Funktionen des Bewegungsapparates.
- Einschränkungen- Krankheitsbilder der Teilnehmer kennen und bei den Übungen berücksichtigen.
- Wissen über Alters und Demenzerkrankungen.
- Die Fähigkeit frei sprechen zu können und als Gruppenleitung die Teilnehmer motivieren zu können.
- Positive und wertschätzende Einstellung zum Alter.
- Kenntnisse über die Lebensumstände der älteren Generation, früher und heute.

In Anlehnung aus dem Buch Gedächtnistraining für Seniorengruppen von Elisabeth Tanklage aus dem Beltz Verlag

3 Voraussetzungen für eine gelungene Übungsstunde

Ideenreichtum und Freude an der Gruppenarbeit machen eine Übungsstunde lebendig. Eine klare, deutliche und ruhige Aussprache ist sehr wichtig. Einfache verständliche Sätze machen es den Teilnehmern leichter die Übungen umzusetzen.

Funktionsgymnastik

Bei der Funktionsgymnastik möchten wir die Alltagsbewegungen erhalten und wenn möglich verbessern. Diese sind:

Kopfbewegung:

Über die Schulter schauen – benötigt im täglichen Leben.

Schulter- Arm- Bewegung:

Gute Beweglichkeit dieser Muskelgruppe ermöglicht das Anziehen der Jacke, heben und tragen, recken und strecken sowie winken usw.

Rumpf- Rücken- und Bauchmuskulatur:

Diese Muskelgruppen ermöglichen unsere aufrechte Haltung, Drehbewegungen im Rumpf und dient der Entlastung der Wirbelsäule. An der Aufrichtung des Rumpfes müssen wir täglich arbeiten.

Hüfte und Füße:

Die Füße tragen uns unser ganzes Leben, darum sollten wir sie besonders pflegen und gut behandeln. Gutes Schuhwerk und die Beweglichkeit des Fußes sowie des Fußgelenks zu erhalten ist besonders wichtig. Wenn die Füße nicht in Ordnung sind, setzten die Beschwerden sich fort in Kniegelenke, Hüftgelenke und Rumpfmuskulatur.

In jeder Übungseinheit sollte man versuchen alle Körperteile anzusprechen. Beginnen sollte man mit bekannten Bewegungen, wie Hände waschen- sich recken und strecken, Strümpfe anziehen, klatschen usw.

Fröhliche bekannte Melodien können eine Übungsstunde unterstützen – Musik motiviert zum mit machen – es fällt uns leichter aktiv zu werden.

Zum Abschluss ein Spiel ohne besondere Regeln anzubieten, fördert die Kommunikation in der Gruppe, gibt ein Gemeinschaftsgefühl, fördert die Reaktion, Geschicklichkeit und Koordination. Verloren gegangene Fähigkeiten können wiedererlangt werden. Jedoch ist eine Überforderung zu vermeiden, je länger mir die Teilnehmer bekannt sind, desto leichter fällt es mir die richtige Übungsintensität zu finden.

4 Handgeräte und Alltagsmaterialien

Um die Bewegungseinheiten abwechslungsreich zu gestalten, die Motivation zu erhalten und neue Reize zu geben, ist die Arbeit mit Handgeräten und Alltagsmaterialien sehr sinnvoll und wirkungsvoll. Einige Handgeräte mit Übungsfolgen sind in diesem Buch aufgeführt.

Jede Gruppenleitung kann Handgeräte aus dem Alltag finden wie z.B. Schwämme, Servietten, Schachteln und Vieles mehr.

Besonders ansprechend sind die Materialien, wenn sie leuchtende Farben haben – der Aufforderungscharakter ist dann gleich viel größer und die Stimmung steigt, also bringt Farbe ins Spiel: wie Joghurtbecher bemalen, bunte Bälle, bunte Seile oder bedruckte Pappteller.

Mit den verschiedenen Handgeräten geben wir auch jedes Mal neue Reize für die taktile und visuelle Wahrnehmung.

Handgeräte lenken außerdem von der eigentlichen Übung ab, der Teilnehmer konzentriert sich zu sehr auf das Gerät und nicht so stark auf die Übung. Oft wiederholen sich die Übungen im Sitzen, aber mit einem wechselnden Handgerät sieht die Übung gleich ganz anders aus.

Viele Handgeräte und Alltagsmaterialien eignen sich für kleine Spiele. Einige finden sie unter Spiele und im Laufe der Zeit werden sie selber neue Spiele entdecken.

5 Übungen im Stand

- Sich recken und strecken, die Arme nach oben führen, den Rücken langziehen.
- Den rechten Arm nach oben führen und nach links eine Seitbeuge machen, mehrmals, dann gegengleich.
- Am Platz gehen, langsam beginnen, den Fuß gut abrollen und die Knie werden immer weiter nach oben gezogen. Die Arme schwingen gegengleich mit – rechtes Knie-linker Arm-Koordination.
- Sicher stehen und die Fersen vom Boden lösen, den Körper aufrecht halten.
- Fuß Kick nach vorn, dazu schnipsen mit den Fingern nach vorne.
- Fuß Kick zur Seite – dazu schnipsen zur jeweiligen Seite- Kick nach links und Arme schnipsen nach rechts = Steigerung der Koordination.
- In die Kniebeuge gehen, das Gesäß nach hinten strecken, die Arme nach vorne ausstrecken. Jeder Teilnehmer bestimmt die Tiefe der Kniebeuge für sich.
- Unterarme vor der Brust aufeinanderlegen, jetzt eine leichte Rumpfdrehung ausführen und die Arme mitnehmen.
- Schwimmbewegung zur Decke, die Arme hochführen und wenn möglich den Blick mitnehmen. Seitlich die Arme senken und den Blick geradeaus richten.
- Auf die Oberschenkel klatschen, dann seitlich auf die Oberschenkel bis zum Gesäß.
- Im Kreis fassen sich die Teilnehmer und schwingen gemeinsam nach rechts und links. Haben alle den gleichen Rhythmus und sind sie sicher können sie auch einmal das freie Bein (Bein ohne Gewicht) anheben.
- Im Kreis gefasst: gemeinsam die Arme nach oben bewegen- Rücksicht auf den Nachbarn nehmen, die Arme nach unten führen, die Arme nach vorne führen und den Oberkörper mitnehmen.

- Im Kreis gefasst: Ein Teilnehmer oder der Übungsleiter gibt ein Morsezeichen weiter. Zweimal langsam die Hand des rechten Nachbarn drücken, zweimal schnell die Hand des rechten Nachbarn drücken. Was kommt am Ende der Runde für ein Zeichen an. Kann bei geübten TN auch mit Augen zu oder auch im Sitzen angeboten werden.

Spiel:

Die Teilnehmer stehen Schulter an Schulter im Kreis. In der Mitte steht ein Teilnehmer und beobachtet die Gruppe. Die Teilnehmer im Kreis reichen hinter dem Rücken einen Gegenstand weiter an den rechten Nachbarn – einen Ball- eine Wäscheklammer- ein Löffel etc. Der Mitspieler aus der Mitte versucht zu erkennen wo sich der Gegenstand befindet und tippt den jeweiligen Teilnehmer an. Hat der angetippte Teilnehmer den Gegenstand, so tauscht er seinen Platz und geht in die Mitte. Andernfalls versucht er erneut den Gegenstand zu verfolgen und den Mitspieler anzutippen.

6 Gymnastik im Sitzen

- Schulter kreisen vor- und zurück. (Zurückkreisen ist wichtiger, da wir Menschen viele Arbeiten vor dem Körper mit leicht gerundeter Brustwirbelsäule ausführen).
- Schulter anheben und lockerlassen –oft leichter wenn auch der Arm mit angehoben wird.
- Die Unterarme vor der Brust aufeinanderlegen- jetzt leichte Rumpfdrehungen. (Hat jemand Schmerzen, sollte er die Übung nicht mitmachen).
- Die Unterarme kreisen umeinander.
- Die Arme vor dem Körper lang ausstrecken- die Finger spreizen und den Rücken vorlegen- dann sich zurücklehnen und dabei die Arme anwinkeln und mit den Händen Fäuste bilden- mehrmals wiederholen.
- Ellenbogen treffen sich vor der Brust. Arme und Hände ausschütteln.
- Beide Hände im Handgelenk kreisen.
- Der Rücken lehnt an der Stuhllehne- beide Beine lang ausstrecken- die Füße öffnen und schließen- oder aneinanderschlagen, als wollte man den Sand von den Schuhen klopfen.
- Wieder angelehnt- jetzt einbeinig Radfahren- sind die TN bei dieser Übung angelehnt entlasten sie den Rücken.
- Freier Sitz (nicht angelehnt) jetzt nur auf der rechten Backe sitzen- dann rüber auf die linke Backe- auch das Gesäß möchte durchblutet werden.
- Beide Hände stützen sich auf die Armlehne- jetzt sich hochdrücken- das Gesäß anheben und wieder setzen- mehrmals- Stützkraft und Durchblutung der Gesäßmuskulatur werden angeregt.
- Freier Sitz: die Finger beider Hände aneinander legen - wie ein Dach von einem Haus - jetzt kreisen die Zeigefinger umeinander - die anderen Finger kleben aneinander. Jetzt kreisen die Mittelfinger, danach die Ringfinger und die kleinen Finger umeinander.

Mit welchem Finger fällt ihnen diese Übung besonders leicht? Mit dem Daumen, denn Däumchen drehen haben wir alle einmal gemacht. Besonders schwer fällt es dem Ringfinger, dafür ist er oft der schönste Finger.

- Sitz angelehnt- ein Bein anheben und den Fuß im Fußgelenk kreisen- Richtung ändern.
- Sitz angelehnt- Bein ausstrecken- den Fuß strecken und heranziehen.
- Freies Sitzen – Fußwippe – beide Füße im Wechsel – Ballenstand – Fersenstand- regt die Venentätigkeit an.
- Freies Sitzen- jeweils mit einem Bein mehrmals- Hacke- Spitze – eins- zwei- drei- im Rhythmus geht es besser.
- Freies Sitzen- Rechte Hand schlägt auf den linken Oberschenkel und gegengleich- wenn möglich das jeweilige Bein anheben-Koordination- schräge Bauchmuskeln.
- Freies Sitzen- sehr aufrecht sitzen – jetzt ganz langsam einmal über die rechte Schulter und einmal über die linke Schulter schauen.
- Freies Sitzen- mit beiden Händen fassen wir abwechselnd an die rechte und linke Stuhllehne- also Drehung im Rumpf.
- Die rechte Hand liegt auf dem rechten Oberschenkel- die linke Hand streicht über die rechte Hand- Hände ausstreichen, auch gegengleich.
- Beide Hände streichen gleichzeitig über die Oberschenkel- Richtung Knie- lange Finger machen. Diese Übung ist besonders wichtig nach vielen Greifübungen.

7 Handgeräte

Der Schaumstoffball

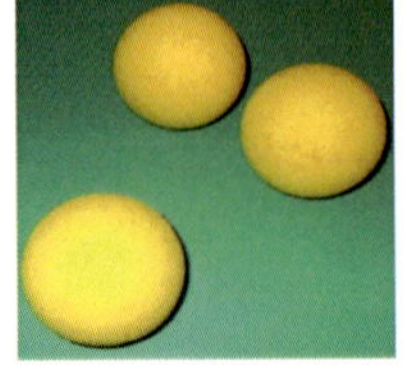

- Den Ball wie einen Schwamm ausdrücken- rechte Hand - linke Hand.
- Mit dem Ball über den Handrücken- über den Arm streichen- wie fühlt es sich an?
- Den Ball nur mit zwei Fingern halten und den Arm nach oben führen- andere Finger (Mittelfinger und Daumen) probieren- dann die andere Hand.
- Den Ball hochwerfen und fangen- wer kann den Ball mit einer Hand fangen?
- Den Ball von der rechten in die linke Hand werfen und fangen.
- Den Ball in Form einer Acht um die Unterschenkel geben.
- Mit dem Ball einen Buchstaben in die Luft malen- andere Hand.
- Tafel putzen- kleine Bewegungen- der Ball (Schwamm) ist fest in der Hand.
- Sich abseifen- der Ball (Schwamm) wird über die Arme, Beine Schultern und Bauch gestrichen.

Partnerübungen

- die Partner sitzen sich gegenüber- sie können sich die Hand geben - wenn sie den Rücken mitnehmen - das ist der richtige Abstand.
- Beide TN haben den Ball in der rechten Hand- auf Kommando berühren sie sich jetzt mit den Bällen- vorlehnen- zurücklehnen – dann Handwechsel.
- Beide TN kreisen ihre Bälle umeinander- Richtung ändern.

- Wir formen einen Schneeball- den Ball so drücken- wie man einen Schneeball formt.-jetzt machen wir eine Schneeballschlacht- aber der Ball (Schneeball) sollte in der Hand bleiben- unser Arm und unsere Schulter führen die Bewegung aus, als wollten wir unseren Partner abwerfen- dazu passt das Lied- Es schneit- von Rolf Zuchkowski.
- Die Partner haben jeweils nur noch einen Ball und versuchen diesen zu werfen und zu fangen –hoch werfen- dann kann der Partner fangen- oder auf den Schoß des Partners zielen (gibt TN die nur eine Seite bewegen können, Sicherheit)

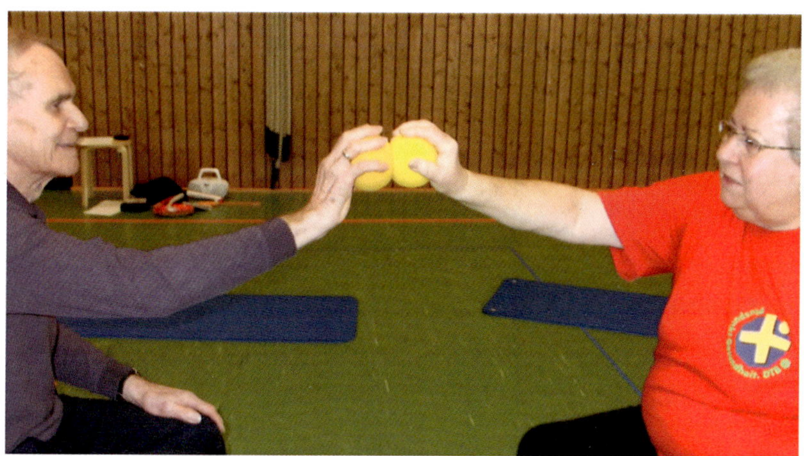

Der Tennisball oder der kleiner Gummiball

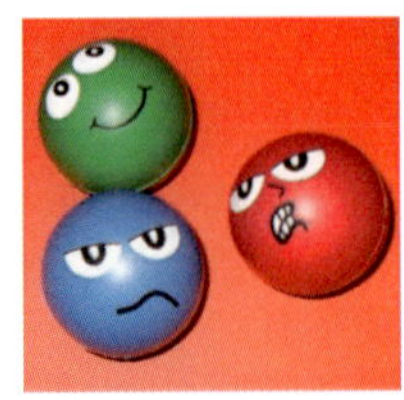

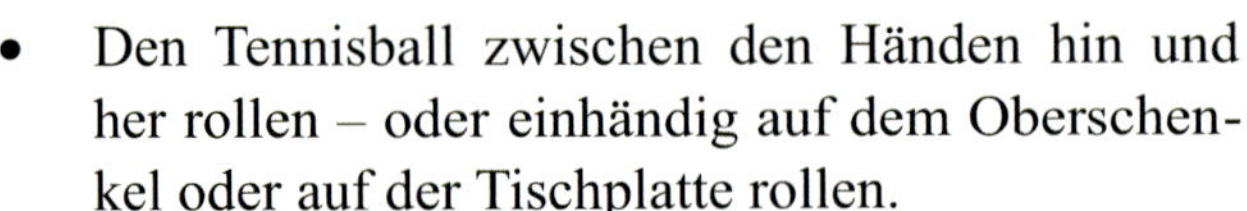

- Den Tennisball zwischen den Händen hin und her rollen – oder einhändig auf dem Oberschenkel oder auf der Tischplatte rollen.
- Den Ball fest in eine Hand nehmen – den Arm in die Senkrechte führen und die Hand im Handgelenk drehen – (Glühbirne festdrehen) gegengleich (losdrehen) wie viele Glühbirnen haben sie in ihrem Leben ausgewechselt?
- Den Ball werfen und fangen – mit beiden Händen – mit einer Hand – von rechts nach links werfen.

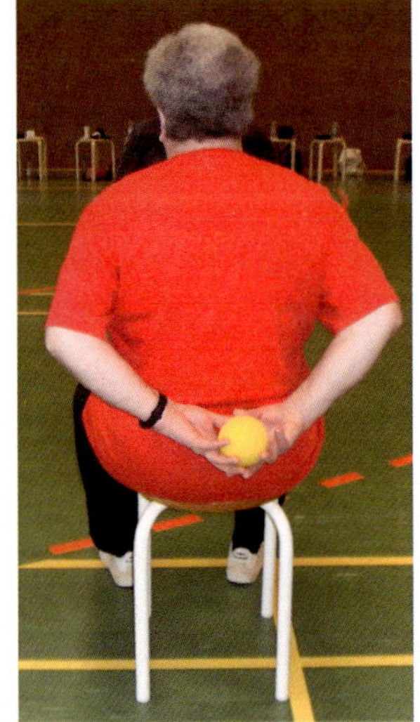

- Den Ball um den Oberkörper geben – freies sitzen – um die Stuhllehne geben – um eine Bein – um beide Beine.
- Den Ball auf den Boden werfen (prellen) und fangen.
- Den Ball balancieren – auf der Handfläche oder dem Handrücken.
- Den Ball zwischen den Händen rollen – wir bereiten Frikadellen – beide Hände liegen einmal oben.
- Den Ball über den Kopf in die andere Hand geben – dann vor dem Bauch in die andere Hand geben. (Richtung ändern).
- Den Ball auf der Stuhllehne oder auf dem Arm hin und her rollen.
- Den Ball zwischen die Knie legen und festhalten (stärkt die innere Beinmuskulatur) dabei die Fersen anheben dann die Fußspitzen anheben (Fußwippe).
- Den Ball in Form einer Acht um die Unterschenkel geben.
- Den Ball zwischen die Handflächen nehmen – jetzt die Ellenbogen nach außen nehmen und den Ball fest drücken (Brustmuskulatur).

- Den Ball kneten und formen wie einen Schneeball.

Abschluss:

5 Bälle im Kreis weitergeben – auf Kommando die Richtung ändern.

2 Bälle mit den Füßen weiterrollen – zum jeweiligen Nachbarn.

Spiel: in der Kreismitte liegt ein Reifen – jeder TN versucht jetzt seinen Ball so zu rollen, dass er im Reifen liegen bleibt. Jetzt den Ball mit dem Fuß in den Reifen schießen – den Schuss richtig dosieren.

Spiel: Zielwerfen – nacheinander versuchen die TN den Ball in einen Eimer, Korb oder Kescher zu werfen.

Spiel: Sitzfußball- den Ball im Kreis zuspielen – man ist erstaunt welche Reaktionen und wie viel Einsatz die Senioren zeigen. Als Tor kann ein Stuhl in die Kreismitte dienen – jeder TN versucht den Ball durch die Stuhlbeine zu schießen.

Spiel: Kegeln – entweder Kegeln aufstellen oder es eignen sich auch Papprollen (Küchenrolle) oder eine Dose. Jeder TN hat drei Versuche.

Der Pappteller

- Den PT wie einen Fächer verwenden- jeweils mit der rechten und linken Hand fächeln. Welcher Hand fällt diese Übung leichter? Diese Übung immer wieder als Entspannung zwischen den Übungen anbieten.
- Den PT balancieren – auf dem Handrücken, Handflächen, Ellenbogen Kopf und Oberschenkel.
- Den PT um die Stuhllehne, Stuhlbein oder Unterschenkel herum geben.
- Den PT auf die Oberschenkel legen und jetzt die Füße bewegen – Fußwippe durch abwechselndes stehen auf Fersen und Ballen – einen Fuß leicht anheben.
- Beide Hände halten den PT vor dem Oberkörper – Schultern sind unten – jetzt einatmen und mit der Ausatmung den PT weit nach vorne schieben – dabei den Oberkörper mitnehmen – Arme sind jetzt ganz lang – mit der Einatmung zurückkommen.
- Den PT in beiden Händen halten – wir schauen in einen Spiegel (PT) – jetzt führen wir den PT langsam nach oben – nehmen den Blick in den Spiegel mit, also Kopf mitnehmen – Arme strecken – wieder in die Ausgangsstellung.

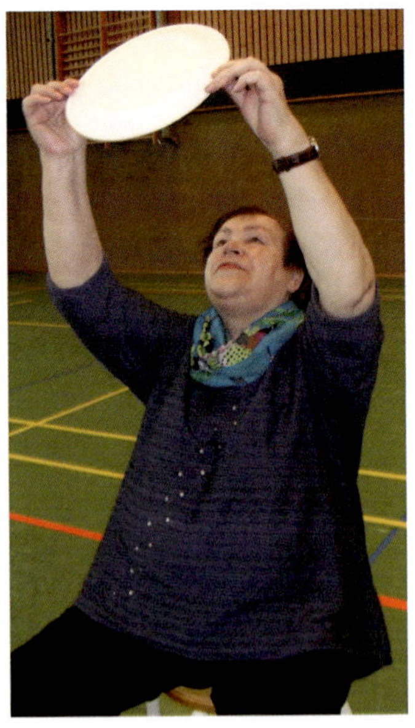

- Ausgangsstellung – immer in den Spiegel schauen und den PT mit Rumpfdrehung nach rechts und links bewegen. (Übung gegen Schwindel)
- Den PT auf drei oder zwei Fingern balancieren.
- Den Pappteller mit beiden Händen fassen und drehen wie ein Lenkrad, dabei den Oberkörper mitnehmen.

- Den PT in beiden Händen halten und weitergeben, nachfassen, herumdrehen.
- Mit dem Pappteller Wasser schöpfen – PT in der rechten Hand – jetzt großzügige Bewegung weit vor dem Körper – nach unten Wasser schöpfen – nach oben den Teller drehen und ausschütten – gegengleich.
- Wind machen – gut geeignet in der heißen Jahreszeit – sich weit vorbeugen und mit dem Teller auf und abschwingen – spüren sie den Wind?

Spiel: Ein Gegenstand (Ball, Koshball, Tischtennisball, Nuss, Kastanie) liegt auf dem Teller und wird weitergereicht – nur den Pappteller fassen!

Spiel: den PT versuchen auf eine Matte, in einen Ring oder in ein großes Gefäß zu werfen.

Der Autoschwamm

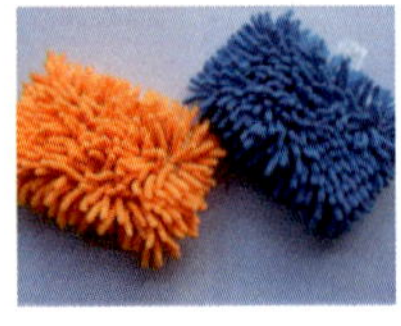

- Den Autoschwamm über den Handrücken streichen. Wahrnehmung: Wie fühlt sich das an? So weich wird das Auto gepflegt.
- Den Schwamm hochwerfen und auffangen – Gewöhnung an das Handgerät.
- Den Schwamm auswringen – Handkräftigung.
- Den Schwamm ausschütteln – kräftige Armbewegung.
- Den Schwamm von der rechten in die linke Hand werfen.
- Den Schwamm hoch über den Kopf in die andere Hand geben- herunterführen und vor dem Bauch oder hinter dem Rücken in die andere Hand geben – wiederholen. Beansprucht werden die Rückenmuskulaturen sowie das Schultergelenk.
- Den Schwamm zwischen die Handflächen nehmen und ausdrücken – locker lassen – nicht fallen lassen! Ellenbogen nach außen nehmen – Brustmuskulatur wird gestärkt.
- Den Schwamm zwischen die Knie nehmen und ausdrücken – locker lassen – nicht fallen lassen! Die innere Beinmuskulatur wird beansprucht.
- Den Schwamm um beide Beine herumgeben.
- Den Schwamm auf dem Kopf balancieren – jetzt können wir zum Fasching gehen – den Kopf drehen und die anderen Teilnehmer anschauen.
- Mit dem Schwamm putzen – z. B. ein Fenster – gut in die Ecken wischen – auch den ganzen Rahmen des Fensters.
- Mit der linken Hand polieren wir nach.
- Mit einer Hand den Schwamm ausdrücken.
- Den Schwamm ausschütteln – dabei werden die Arme gelockert.

Spiel: Nacheinander wird der Schwamm in eine Kiste Korb oder Eimer geworfen.

Nummernteppich: Nacheinander versuchen alle Teilnehmer den Schwamm auf eine hohe Zahl zu werfen.

Der Autoschwamm wird im Kreis hin und her geworfen.

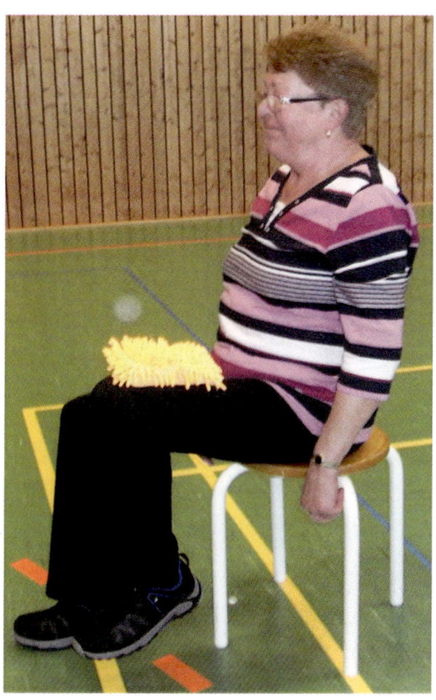

Die Zeitung

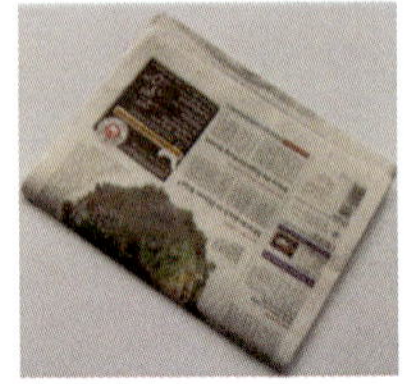

- Die Zeitung zusammenfalten und neben der Stuhllehne, vor dem Körper und über den Kopf schwingen.
- Die Zeitung in Form einer Acht vor dem Körper schwingen – den Oberkörper mitnehmen.
- Seitliche Armkreise, so groß wie möglich, neben der Stuhllehne – die Zeitung in Verlängerung des Armes halten.
- Die Zeitung auf den Oberschenkeln – der Hand und dem Kopf balancieren.
- Die Zeitung einmal gefaltet auf den Kopf legen und den Kopf dann nach rechts und links drehen – die anderen TN anschauen.

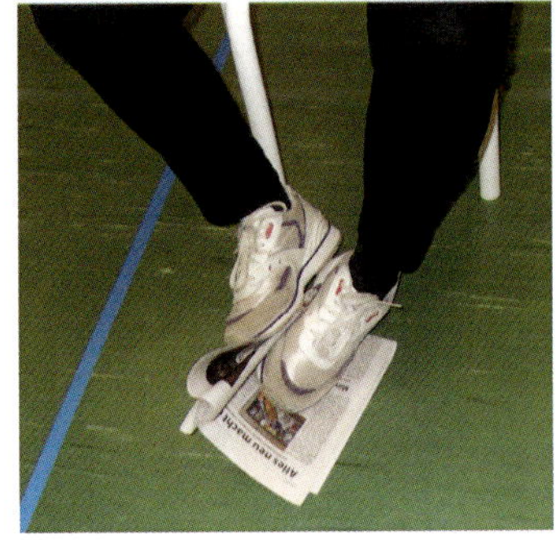

- Die Zeitung auf den Boden legen und mit den Füßen drehen.
- Die Zeitung zwischen die Füße legen und zusammenschieben.
- Die Zeitung in die Hände nehmen auseinanderfalten und zu einer langen Zeitungsschlange reißen.
- Die Zeitungsschlange vor dem Körper kreisen – tanzen lassen.
- Die Zeitungsschlange zusammenknüllen und zu einem Zeitungsball formen, diesen hochwerfen und auffangen.
- Den Zeitungsball um den Oberkörper, um den Kopf oder um die Beine geben.
- Den Zeitungsball fest zusammenknüllen und so tun als würde man eine Schneeballschlacht machen – kräftig werfen – aber nicht loslassen.

Abschluss: den Zeitungsball in einen Korb oder Eimer werfen.

Die Krawatte

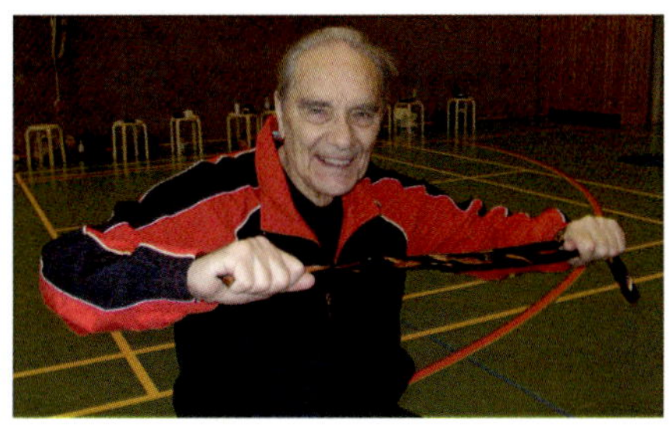

- Die Krawatte doppelt legen- mit beiden Händen fassen und vor der Brust stramm ziehen und wieder locker lassen (Brustmuskulatur- Aufrichtung).
- Die Krawatte vierfach legen – mit beiden Händen fassen und senkrecht ziehen – einmal fasst die rechte Hand oben dann die linke.
- Die Krawatte vor dem Körper schwingen – Lockerungsübung.
- Die Krawatte lang in beide Hände nehmen und hinter den Rücken bringen – jetzt hin und her rubbeln – wie beim Abtrocknen mit dem Handtuch (diese Übung ist auch diagonal über den Rücken möglich – Beweglichkeit des Schultergelenkes).

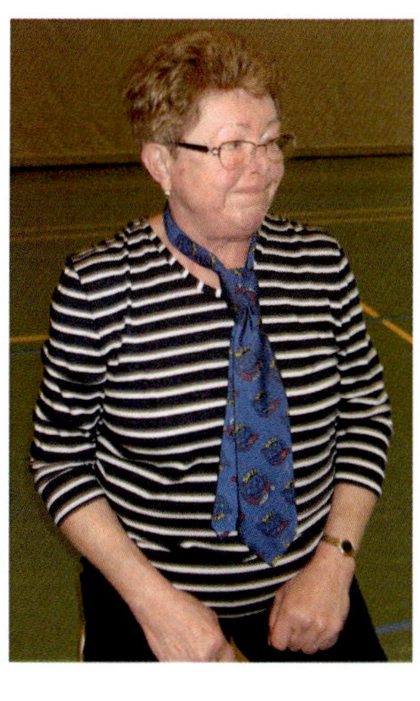

- Die Krawatte um den Hals legen – wer kann einen Krawattenknoten oder eine Schleife binden.
- Die Krawatte auf den Oberschenkeln aufrollen.
- Die aufgerollte Krawatte um den Kopf geben.
- Die aufgerollte Krawatte in den Händen kneten.
- Die Krawatte zweifach legen und über dem Kopf kreisen – wie den Rotor eines Hubschraubers.
- Die Krawatte zweifach legen und mit beiden Händen locker fassen – Brusthöhe – jetzt die Krawatte kreisen lassen.

Spiel: Die Krawatte so über ein gespanntes Seil oder eine Stuhllehne werfen, dass sie hängen bleibt.

Der Schuhanzieher

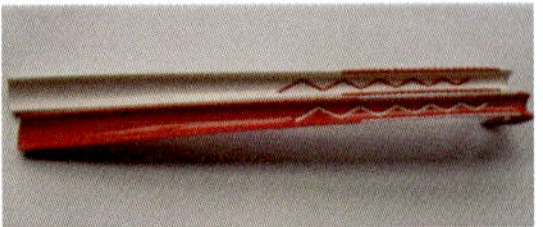

- Den Schuhanzieher in der Mitte fassen und senkrecht halten – den Arm vor dem Körper ausstrecken und heranziehen.
- Den Schuhanzieher am Ende fassen – den Zeigefinder auflegen – den Arm ausstrecken und jetzt auf- und abschwingen – aktiviert die kleinen Muskeln.
- Den Schuhanzieher am Ende fassen und vor dem Körper einen Kreis oder eine Acht malen.

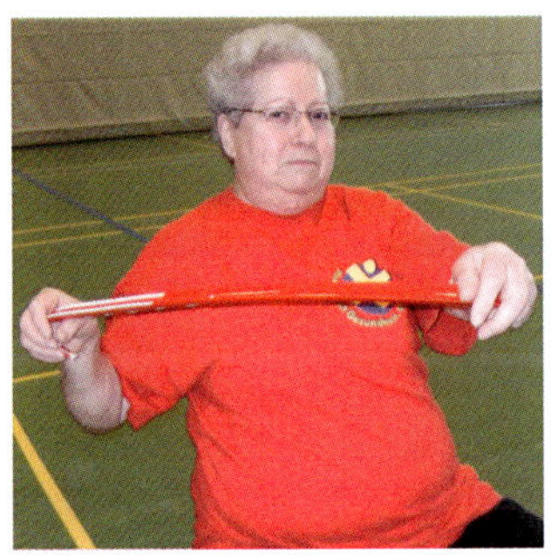

- Den Schuhanzieher mit beiden Händen fassen – Brusthöhe – jetzt nach rechts und links den Oberkörper drehen. Beweglichkeit der Wirbelsäule.
- Den Schuhanzieher mit beiden Händen fassen – die Arme nach oben ausstrecken und den Rumpf zur Seite beugen – rechts und links.
- Den Schuhanzieher um den Körper geben.
- Mit dem Schuhanzieher den Rücken kratzen – wer kann mit der anderen Hand den Schuhanzieher von unten greifen.
- Den Schuhanzieher mit beiden Händen fassen – jetzt jeweils ein Knie zum Schuhanzieher bringen – anheben – stärkt die Bauchmuskeln.
- Den Schuhanzieher mit beiden Händen fassen und einen großen Kreis, weit nach vorne, mit dem Schuhanzieher beschreiben – Rücken runden und strecken.
- Den Schuhanzieher mit beiden Händen fassen – jetzt einen Tennisball drauflegen und balancieren – leicht hin und her rollen – geht auch mit einer Hand.

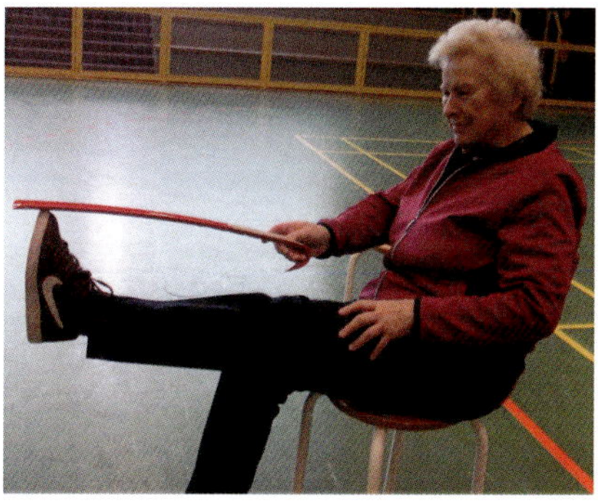

- Den Schuhanzieher mit einer Hand fassen – jetzt abwechselnd die Fußspitzen mit dem Schuhanzieher berühren, dabei das jeweilige Bein anheben. (Handwechsel- stärkt die schrägen Bauchmuskeln).

- Den Schuhanzieher am flachen Ende fassen und mit dem Bogen des Schuhanziehers sich bei einem anderen TN, an dessen Schuhanzieher einhaken und ziehen.

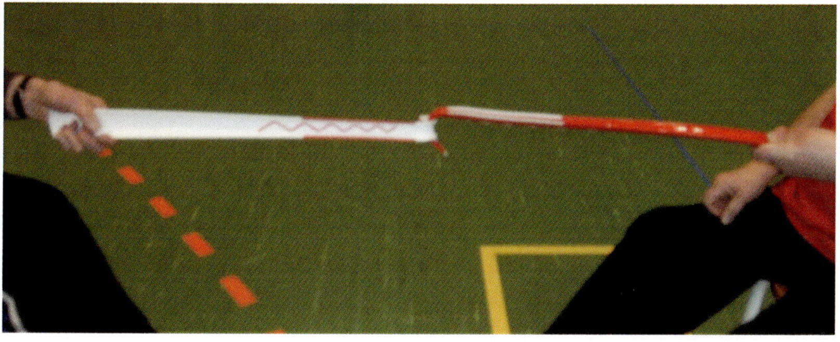

Spiel: Die TN sitzen im Kreis- in der Mitte liegt ein Gymnastikreifen. Die TN versuchen mit dem Schuhanzieher einen Tennisball in den Reifen zu schlagen – der Tennisball soll im Reifen liegenbleiben.

Spiel: die TN versuchen sich den Tennisball in der Runde zuzuspielen.

Die Fliegenklatsche

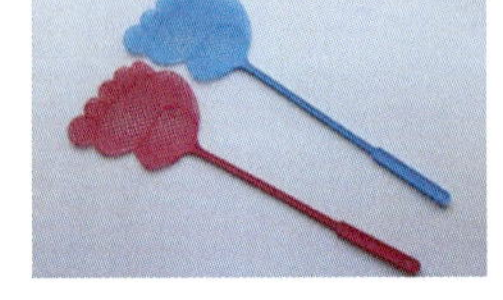

- Die Fliegenklatsche in die rechte Hand nehmen, den Arm ausstrecken – den Zeigefinger auf den Stiel legen – jetzt die Fliegenklatsche auf und ab schwingen – hin und her schwingen – dann die linke Hand – kleine Muskelgruppen werden angesprochen.

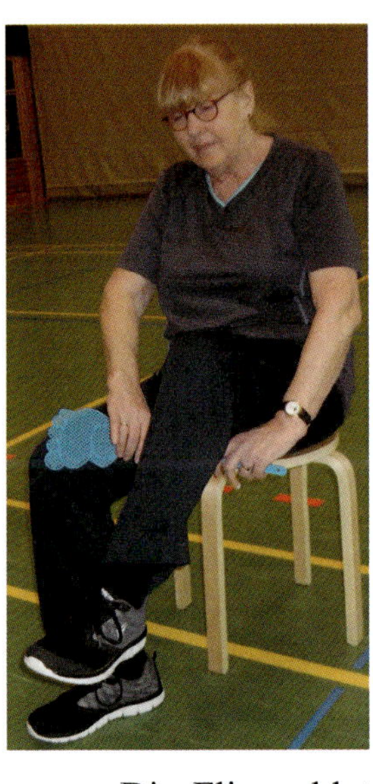

- Die Fliegenklatsche in Verlängerung des rechten Armes halten – den Arm weit nach oben ausstrecken und mit der Fliegenklatsche winken – dabei die Schulter bewegen und den Rumpf mitnehmen.
- Die Fliegenklatsche um sich herum geben.
- Die Fliegenklatsche um die aufgestellten Beine geben – um ein Bein geben – dabei das Bein anheben.
- Die Fliegenklatsche in der rechten Hand halten- jetzt das rechte Bein anheben- die Fliegenklatsche schlägt auf die Fußspitze- dann das linke Bein anheben – Bauchmuskeln werden aktiviert.
- Die Fliegenklatsche quer halten – mit beiden Händen- jetzt nach oben führen- wenn möglich bis über Kopfhöhe- dann langsam – dicht am Körper zurückführen. Dazu die Atmung mitnehmen- nach oben einatmen und beim zurückführen- lange ausatmen- durch schmale Lippen.(Lippenbremse).
- Mit der Fliegenklatsche sich den Rücken kratzen- wie weit kommen sie? Schulterbeweglichkeit.
- Die Fliegenklatsche auf den Boden legen und nur mit den Füßen drehen.
- Die Fliegenklatsche liegt auf dem Boden- jetzt tritt jeder Fuß abwechselnd auf die Klatsche. Hüftgelenk- Beweglichkeit.

- Die Fliegenklatsche auf die Oberschenkel legen – ausbalancieren- jetzt die Fußwippe – Fersenstand – Ballenstand.
- Die Fliegenklatsche in der Hand halten – senkrecht und mit den Fingern den Stiel drehen – feinmotorische Übung – andere Richtung – Handwechsel.

Der Tennisring

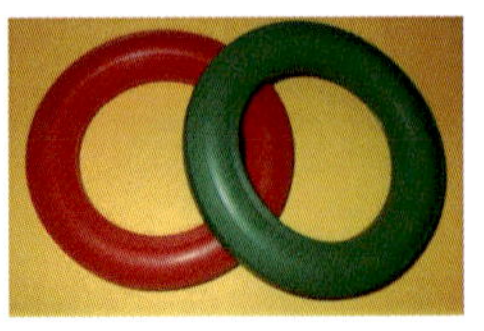

- Den Tennisring mit beiden Händen greifen und durch weitergreifen – drehen – rechts und links herum (Hände öffnen und schließen).
- Den Tennisring mit beiden Händen fassen an die Brust ziehen – aufrecht sitzen – jetzt den Rücken mitnehmen und die Arme mit dem Tennisring weit vorschieben wieder heranziehen – wegschieben im Wechsel.
- Den Tennisring mit beiden Händen fassen – anheben vor das Gesicht – in den Tennisring schauen – jetzt den Kopf bewegen – nach rechts und links, oben und unten, der Blick bleibt immer im Tennisring.
- Den Tennisring um den Oberkörper – um den Kopf oder um die Beine geben.
- Den Tennisring auf die Oberschenkel legen – jetzt im Wechsel Ballenstand und Fersenstand.
- Den Tennisring auf dem Kopf balancieren (Heiligenschein) aufrecht sitzen – Rücken von der Stuhllehne entfernen – jetzt langsam nach rechts und links schauen – die anderen Teilnehmer ansehen und lächeln.

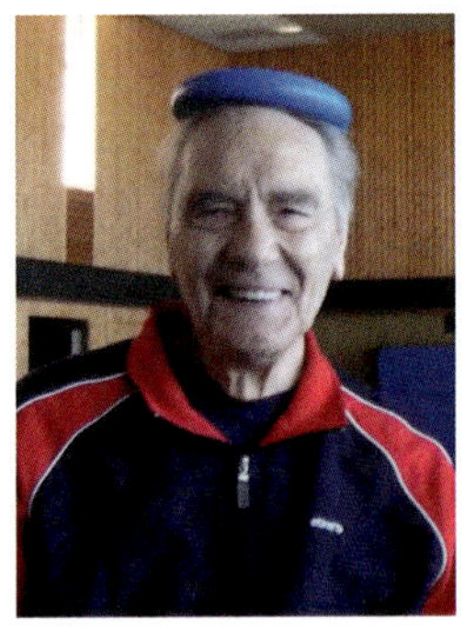

- Den Tennisring auf dem Handrücken balancieren – jetzt den Arm in alle Richtungen und verschiedene Höhen bewegen – den Oberkörper mitnehmen.
- Den Tennisring hochwerfen und auffangen – wem gelingt es mit einer Hand?
- Den Tennisring auf dem Boden tanzen lassen – zwirbeln – drehen – abwechselnd mit der rechten und linken Hand – welche Hand ist schwächer?
- Den Tennisring in eine Hand nehmen – hochstemmen wie ein Gewicht – Arm senkrecht ausstrecken – heranziehen – (Notbremse ziehen).

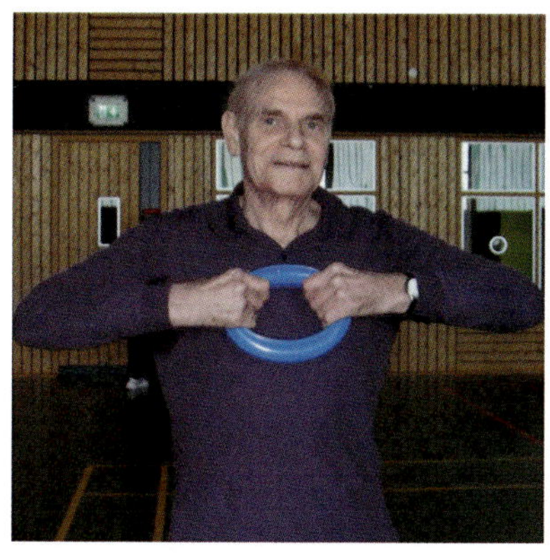

- Den Tennisring mit beiden Händen fassen an die Brust ziehen – Ellenbogen zeigen nach außen – jetzt den Tennisring auseinanderziehen – loslassen – wiederholen.
- Den Tennisring in die rechte Hand nehmen hochführen und jetzt zur linken Seite den Arm führen mit Seitbeuge des Oberkörpers, gegengleich.
- Den Tennisring mehrmals um den Oberschenkel geben, dazu das Bein anheben (Bauchmuskulatur).
- Den Tennisring mit beiden Händen fassen und mit den Fingern den Ring drehen in der Waagerechten – dies ist auch mit einer Hand möglich.

Abschluss: Die TN sitzen im Kreis und fassen alle den Tennisring des Nachbarn, so dass sich der Kreis schließt. Dazu schwingende Musik (Walzer) wir schwingen gemeinsam nach rechts – links – vor und zurück, nach oben soweit es geht und herunter.

Spiel: Den Tennisring wie einen Teller auf eine Matte oder in einen Reifen werfen.

Spiel: Einen Hocker umdrehen: Die TN versuchen den Tennisring über ein Bein des Stuhles zu werfen.

Spiel: Fünf bis zehn Tennisringe aufeinander stapeln und den Turm im Kreis weitergeben, möglichst den unteren Ring fassen. Anpassung an den Partner und Balanceübung.

Der Bierdeckel

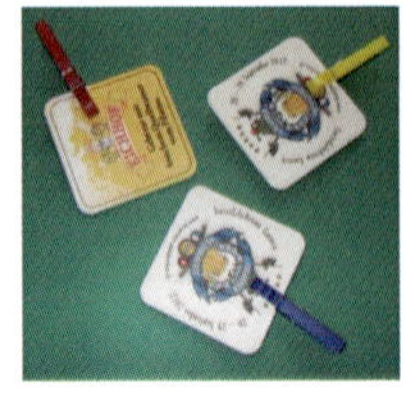

- Den Bierdeckel zwischen Zeigefinger und Daumen in die andere Hand geben – dort zwischen Zeigefinger und Mittelfinger halten weiter zwischen Mittelfinger und Ringfinger usw..
- Den Bierdeckel auf den Handrücken legen und balancieren – die Hand auf und ab bewegen – kreisen und dabei den ganzen Arm mitnehmen.

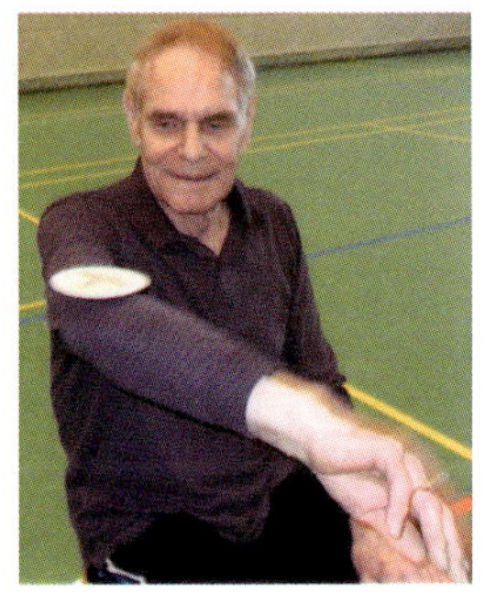

- Den Bierdeckel auf dem Ellenbogen, auf der Schulter, auf dem Kopf balancieren.
- Den Bierdeckel um den Kopf oder um den Oberkörper geben.
- Den Bierdeckel oder auch zwei, auf die Oberschenkel legen, jetzt die Füße in den Ballenstand heben – dann Fersenstand – Achtung der Bierdeckel bleibt liegen.
- Den Bierdeckel in Form einer Acht um die Beine geben – die Füße bleiben am Boden die Füße stehen hüftbreit auseinander.
- Den Bierdeckel zwischen die Handflächen legen – die Hände aneinander drücken – dabei zeigen die Ellenbogen nach außen (Brustmuskulatur).
- Den Bierdeckel hochwerfen und auffangen – Achtung er hat besondere Flugeigenschaften.

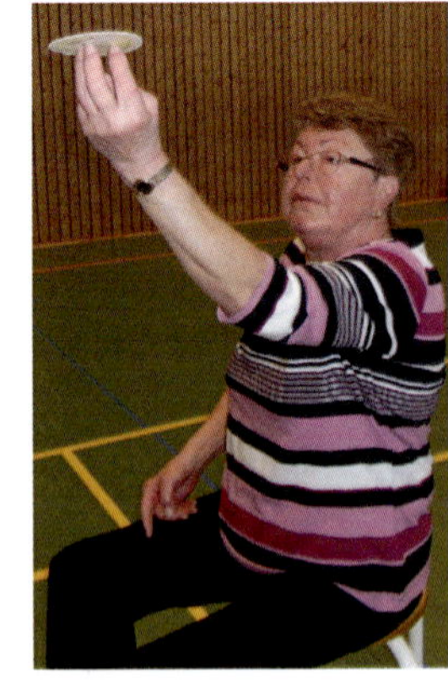

- Den Bierdeckel mit beiden Händen – Fingern drehen – wer kann es mit einer Hand?
- Den Bierdeckel auf drei Fingern balancieren – wer schafft es mit nur zwei Fingern?

Abschluss: Ein Reifen eine Matte, ein Eimer oder ein Handtuch liegen in der Mitte des Stuhlkreises: Die TN versuchen die Bierdeckel in den Reifen zu werfen- mehrere Versuche.

Der Becher, ein großer Joghurtbecher

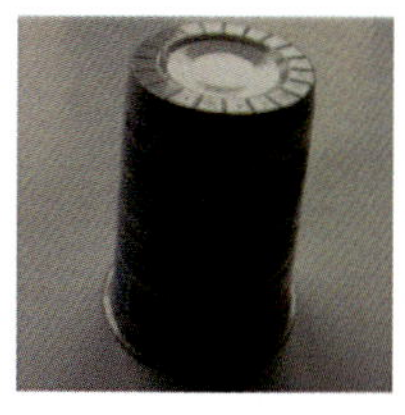

- Den Becher fassen und um sich herumgeben.
- Den Becher auf der Handinnenfläche und dem Handrücken balancieren- Steigerung- der Arm fährt Fahrstuhl – auf und ab bewegen.
- Den Becher mit zwei Fingern fassen – Zeigefinger und Daumen – in die andere Hand geben und mit dem Mittelfinger und Daumen greifen – weiter zum Ringfinger und Daumen bis zum kleinen Finger und Daumen = feinmotorische Übung.
- Den Becher auf den Boden stellen und mit den Füßen vorsichtig hin und her schieben.
- Den Becher versuchen mit den Füßen anzuheben und wieder abstellen.
- Den Becher jeweils mit einer Fußspitze berühren oder auch auf den Becher stellen – ohne Gewicht.
- Den Becher wieder in die Hand nehmen und abwechselnd unter den linken und rechten Oberschenkel hin durchgeben – dabei das Bein anheben = Bauchmuskelübung.
- Den Becher auf den Oberschenkel balancieren – gegebenenfalls in den Ballenstand kommen.
- Den Becher auf dem Kopf balancieren – wer kann jetzt seinen Nachbarn anschauen?
- Den Becher in einem großen Kreis vor dem Körper in die andere Hand geben – Übergabe – jeweils über dem Kopf und vor dem Bauch.
- Auf dem Becherboden einen Rhythmus klopfen – nur ein Finger mit zwei Fingern nur mit den Fingernägeln usw.. auch mit der anderen Hand üben.
- Den Becher zwischen den Handflächen hin und her rollen – ohne Druck.

Spiel: ein Ball- Tischtennisball - Nuss- Murmel wird von Becher zu Becher im Kreis weitergereicht.

Spiel: Zwei Becher werden jeweils mit der Öffnung aufeinandergestellt-so die Becher im Kreis weiterreichen

Spiel: Dosenwerfen – 6 Dosen zu einer Pyramide bauen – mit weichen Bällen abwerfen – jeder Teilnehmer hat drei Bälle zur Verfügung. Bitte weiche Bälle verwenden.

Das Seil

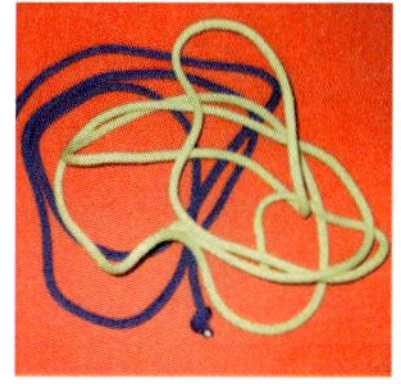

- Die TN sitzen im Kreis, jeder TN hat ein Seil – dieses doppelt legen – in eine Hand nehmen und neben dem Stuhl schwingen.
- Das Seil vierfach legen und mit beiden Händen fassen – vor der Brust halten, die Schultern sind unten – das Seil straff ziehen und halten – locker lassen und wiederholen.
- Das Seil vierfach legen – in eine Hand nehmen und über dem Kopf kreisen – wie der Rotor des Hubschraubers – Handwechsel. Die Kreise können auch vor dem Oberkörper ausgeführt werden – Übung für die Beweglichkeit des Handgelenks.
- Das Seil vierfach legen in eine Hand nehmen – vor dem Oberkörper senkrecht hängen lassen – jetzt mit dem Seil kleine Kreise beschreiben – wir rühren in einem Topf – Handwechsel.
- Das Seil vierfach legen mit beiden Händen vor dem Oberkörper straff halten – Schultern sind unten – jetzt den Oberkörper nach rechts drehen – Seil ist immer straff dann nach links.
- Das Seil vierfach legen mit beiden Händen straff halten – die Arme in die Hochhalte führen – soweit es möglich ist – wieder senken bis das Seil auf den Oberschenkeln liegt – dazu die Atmung mitnehmen – Hochhalte – einatmen – herunterführen – ausatmen.
- Das Seil zusammenknüllen und mit beiden Händen fest kneten.
- Das Seil an den Enden in die Hände nehmen – jetzt einen Fuß auf die Seilmitte stellen – die Arme ziehen mit dem Seil den Fuß hoch – Fuß gegendrücken – gegengleich.
- Dann das Bein beugen und strecken mit Tritt gegen das Seil.
- Das Seil zweifach nehmen und vor die Füße legen – jetzt mit den Füßen über das Seil – Hacke Spitze – 1 – 2 – 3.

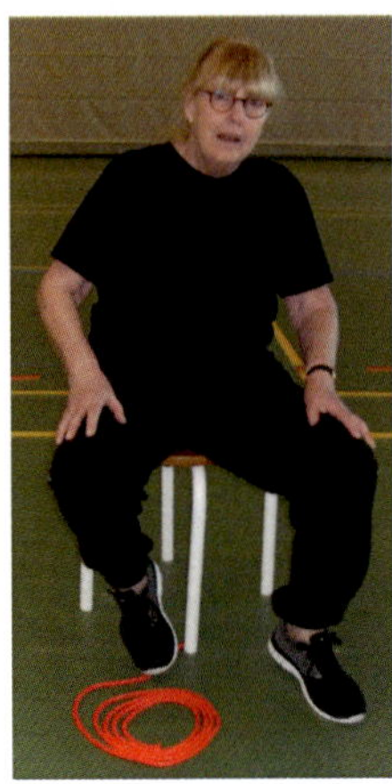

- Das Seil liegt vor den Füßen – jetzt nur mit den Füßen aus dem Seil einen Kreis, eine Schnecke oder einen Buchstaben legen.
- Das Seil vierfach legen und als Zöpfe über den Kopf legen- jetzt nach rechts und links schauen –wie sehen die anderen TN aus?
- Das Seil vierfach legen- in die rechte Hand nehmen und mit der linken Hand das Seil des Nachbarn fassen- die TN legen sich nach rechts- nach links- Oberkörper nach vorne – beide Arme nach oben- versuchen einen gemeinsamen Rhythmus zu finden.

Spiel: Die TN fassen sich mit den Seilen zu einem Kreis (siehe oben) die Leitung gibt das Kommando- rechts- alle TN lassen das Seil in der rechten Hand los- wieder fassen- neues Kommando

Ein Blatt Papier

- Das Blatt hin und her wedeln – ein- und beidhändig – auf Geräusche hören den Wind fühlen.
- Das Blatt auf den Kopflegen – Kopf ganz vorsichtig drehen.
- Das Blatt mit beiden Händen (möglichst nur mit Daumen und Zeigefinger) vor Nase und Mund halten – kräftig pusten.
- Das Blatt vor das Gesicht halten und mit beiden Händen nach oben führen – dabei immer auf das Blatt schauen, auf das Blatt schauen nach links und rechts drehen
- Das Blatt mit zwei Fingern fassen und vor dem Körper hin und her schwingen – den Rumpf mitnehmen.
- Das Blatt mit beiden Händen – jeweils zwei oder drei Fingern fassen und weitergeben – drehen.
- Das Blatt auf Handrücken, Handfläche oder Schulter balancieren
- Das Papier vor die Füße legen und mit den Füßen das Blatt drehen.
- Wer kann mit den Füßen das Papier – zusammenschieben und anheben.
- Das Blatt 1x zusammenfalten und als Hut auf den Kopf legen.
- Das Blatt weiter falten – herumgeben um Kopf, Stuhllehne usw.
- Das Blatt auseinander nehmen und reißen – wer kann die längste Schlange reißen?
- Die Schlange über den Boden ziehen – kreisen wie ein Schlangenbeschwörer.
- Die Schlange ausschütteln – dabei den Arm anheben – gegengleich.
- Die Papierschlange zusammenknüllen – einen Papierball formen.
- Werfen und fangen – beidhändig – einhändig.
- Den Papierball mit den Knien festhalten – beide Füße bewegen.

Spiel: Den Papierball in einen Eimer werfen. Die unterschiedlichen Flugeigenschaften der Handgeräte sorgen für Spannung beim gleichen Spiel.

Die Papprolle

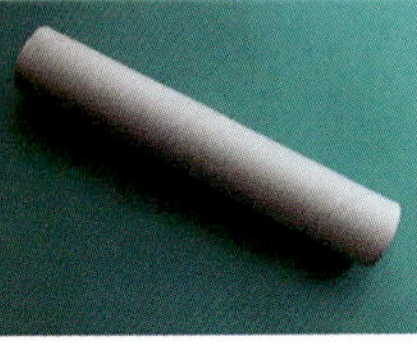

Rolle vom Küchenpapier- bei einigen Übungen Rollen von Geschenkpapier benutzen. Abkürzung – Rolle

- Die Rolle in die Hand nehmen und den ganzen Körper damit abklopfen – kleine Klopfmassage.
- Durch die Rolle sehen (Fernrohr) wer ist heute im Raum? Mit welchem Auge kann ich besser sehen?
- Die Rolle an das Ohr legen(Hörrohr) wer kann die Luft rauschen hören? Welches Ohr hört besser?
- Die Rolle in die rechte Hand nehmen – jetzt die Rolle über dem Kopf (oder vor dem Gesicht) in die andere Hand geben – dann die Rolle wieder vor dem Bauch in die andere Hand wechseln.
- Die Rolle in die rechte Hand nehmen – über die rechte Schulter – weit über den Rücken in die linke Hand geben – die von links unten zugreift. Dann gegengleich – diese Übung mit einer langen Papprolle ausführen.
- Die Rolle auf der Handinnenfläche und auf dem Handrücken liegend balancieren – die Hand – den Arm bewegen auf und ab – nach rechts – links.

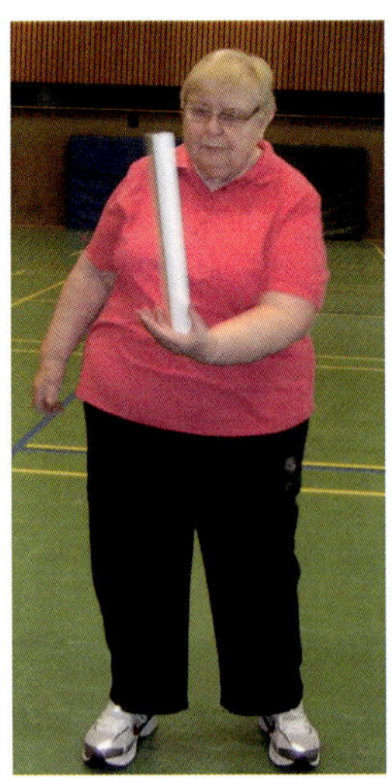

- Die Rolle stehend auf der Handinnenfläche balancieren.
- Die Rolle liegend auf dem Kopf balancieren – keine Angst – fällt sie herunter – geht sie nicht kaputt und tut nicht weh.
- Die Rolle vorsichtig liegend auf dem Oberschenkel hin – und herrollen.
- Die Rolle in Form einer acht um die Unterschenkel geben – Füße bleiben am Boden.
- Die Rolle zwischen die Füße stellen – nacheinander jeweils ein Bein über der Rolle ausstrecken.

- Die Rolle mit dem Unterschenkel – Fuß umkreisen.
- Dir Rolle vorsichtig mit den Füßen aufnehmen – hinlegen und mit dem Fuß vorsichtig rollen. (Rollen können sofort ersetzt werden wenn sie platt sind).

Mit jeweils zwei Papprollen arbeiten

- In jeder Hand eine Rolle – die Rollen in einem gemeinsamen Rhythmus zusammenschlagen – wer gibt einen neuen Rhythmus vor?
- Eine Rolle in der Hand halten – die andere darauflegen und balancieren.
- Mit der Rolle auf dem Boden ein T bauen – die eine Rolle steht – die andere Rolle darauflegen.
- Mit mehreren Rollen Brücken und Türme bauen.

Abschluss:

Auf einer Rolle liegt ein Tennisball (Olympisches Feuer- Eis?)

- Die Rolle mit dem Ball wird im Kreis weitergegeben – nur die Rolle darf gefasst werden – vorsichtig – schaffen wir die Runde ohne einen Sturz?
- Der Ball kann verändert werden größer- leichter- auch andere Gegenstände eignen sich wie Pappteller – Bierdeckel – Reissäckchen – den passenden Gegenstand für die Gruppe suchen und dann den Schwierigkeitsgrad erhöhen.

Die Socke

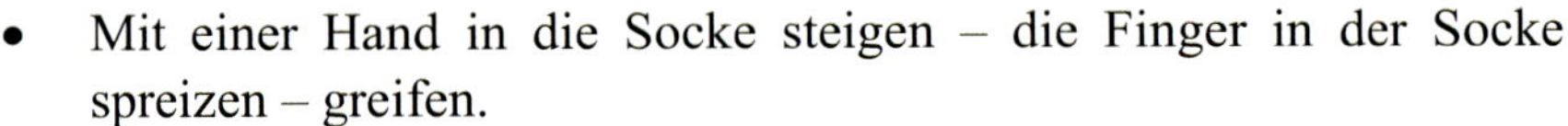

- Die Socke in die Hand nehmen und drücken – als ob sie nass wäre.
- Den Knoten der Socke lösen und die Socke lang ziehen.
- Die Socke umdrehen – umziehen.
- Mit einer Hand in die Socke steigen – die Finger in der Socke spreizen – greifen.
- Die Socke langziehen – so stark wie möglich – am Ende die Socke fassen und kreisen wie einen Propeller.
- Mit beiden Händen, jeweils am Ende die Socke fassen und ruckartig immer wieder auseinander ziehen.
- Mit beiden Händen die Socke fassen – straff halten – vor dem Oberkörper – jetzt die Arme hochführen (einatmen) herunter führen (ausatmen).
- In die Socke einen Knoten machen – die Socke hochwerfen und fangen – mit beiden Händen – von rechts – nach links werfen.
- Die Socke mit den Knien festhalten (stärkt die innere Beinmuskulatur) dazu mit den Füßen auf den Ballen kommen – oder eine Armbewegung- z.B. Unterarme umeinander kreisen oder eine Kopfbewegung- nach rechts und links schauen.
- Die Socke abwechselnd um den linken und rechten Unterschenkel geben.

Spiel: Die TN sitzen im Kreis- wir spielen mit drei Socken- jeweils mit Knoten- die Socken gleichmäßig aufteilen- jetzt weitergeben nach rechts- welche Socke kann überholt werden, auf Zuruf ist auch ein Richtungswechsel möglich.

Spiel: die Socken in einen Ring, Eimer oder Korb werfen.

Spiel: Mit der Socke einen Becher von einem Hocker abwerfen.

Der Hut

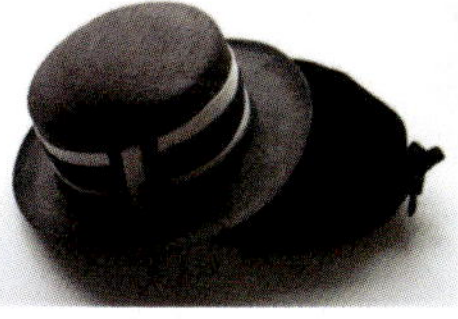

- Den Hut mit den Fingern beider Hände drehen.
- Hut aufsetzten- abnehmen- leichte Verbeugung-„ Guten Tag.“
- Hutkrempe mit beiden Händen fassen- vor der Brust- Ellenbogen zeigen nach außen- Schultern sind tief. Jetzt den Oberkörper drehen- nach rechts- nach links.
- Den Hut auf die Oberschenkel legen- jetzt die Füße bewegen- gehen am Platz- Ballenstand ,Fußwippe = Ballen- Ferse im stetigen Wechsel.
- Den Hut um beide aufgestellte Beine geben, die Richtung ändern.
- Den Hut hochwerfen und fangen.
- Den Hut in Form ziehen und dem rechten Nachbarn geben- Hutwechsel.
- Den Hut auf dem Zeigefinger (auch andere Finger) balancieren, dabei bewegt sich der Arm auf und nieder. Vor und zurück, nach rechts und links.
- Den Hut mit beiden Händen fassen- hineinschauen- den Hut zur Decke führen- Blick und Kopf mitnehmen.

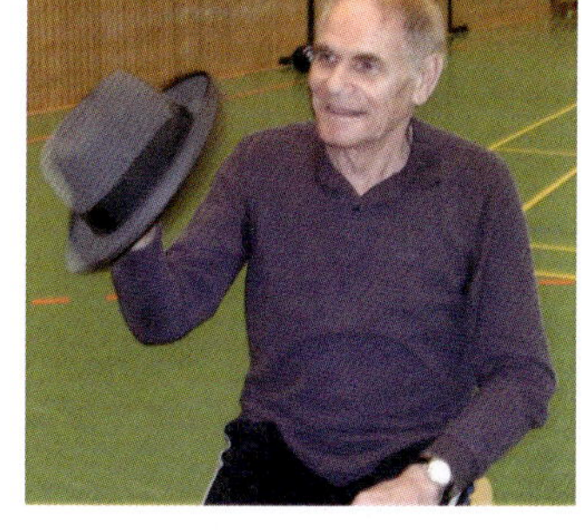

Spiel: Mein Hut der hat drei Ecken - singen oder sprechen- langsam- schneller

Mein – auf die eigene Brust tippen. **Hut** – auf den Kopf tippen. **Der hat drei** – drei Finger zeigen. **Ecken** – auf den Ellenbogen tippen.

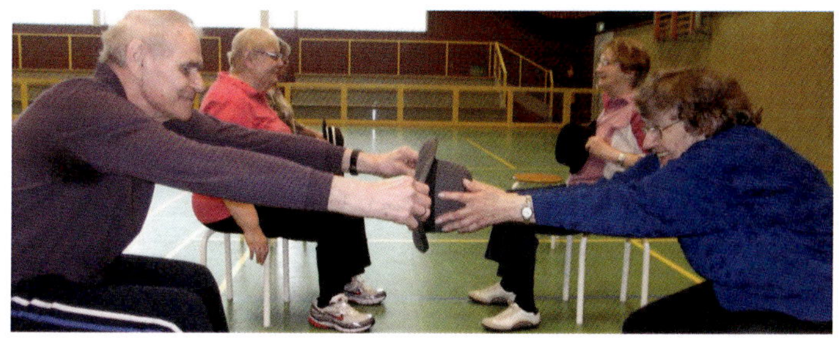

Die Mülltüte (mit Griff)

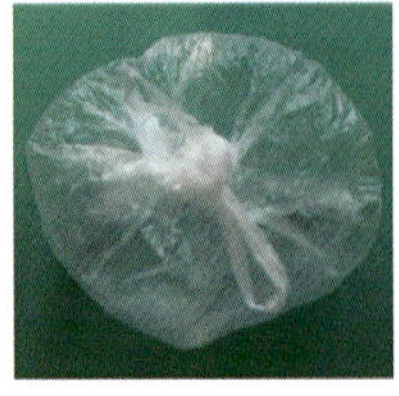

- Die Mülltüte an den Griffen mit beiden Händen fassen und hin und her schwingen. Die Tüte füllt sich mit Luft. Jetzt beide Griffe mit einer Hand fassen und wieder die Tüte schwingen.
- Nochmals die Griffe mit beiden Händen fassen – Luft In die Tüte bringen und dann die Griffe zusammenknoten, damit kaum Luft entweicht. Die Tüte hochwerfen und auffangen.
- Die gefüllte Tüte mit einer Hand hochspielen.
- Die Tüte mit beiden Händen fassen – jeweils an den Griffen und am Boden der Tüte. Jetzt die Tüte rhythmisch auseinander und zusammen ziehen.
- Einen gemeinsamen Rhythmus finden. Einen Rhythmus weitergeben.
- Die Tüte entknoten und glatt streichen. Die Tüte straff halten und über den Kopf führen – hier eine Seitbeuge mit der Tüte machen – nach rechts 3 mal, nach links 3 mal und absenken. Wiederholen.

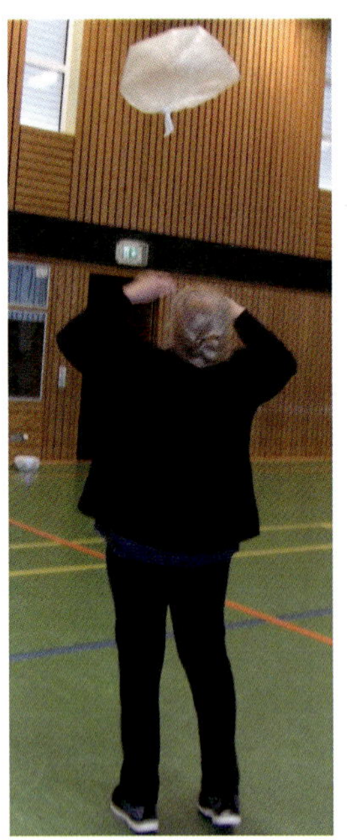

- Die Tüte straff vor der Brust halten – Ellenbogen zeigen nach außen – jetzt den Oberkörper nach rechts und links drehen.
- Die Tüte um ein Knie legen und versuchen so das Bein mit Hilfe der Tüte anzuheben.
- Die Tüte versuchen hinter den Rücken zu bringen – in Höhe der Lendenwirbelsäule – mit beiden Händen die Tüte fassen und hin und her ziehen. (kleine Rückenmassage)
- Die Tüte glattstreichen, dann mit einer Hand zusammenknüllen bis sie vollständig in der Hand verschwindet – gegengleich. (der Oberschenkel kann als Stütze dienen).
- Die Tüte wieder gut ausschütteln und glattstreichen und einsammeln.

Die Frisbee

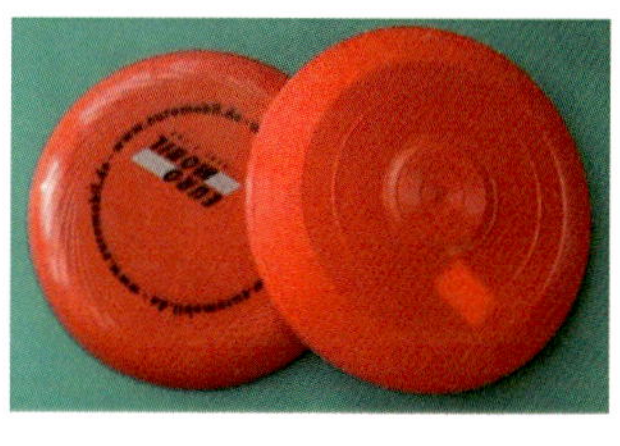

- Die Frisbee mit beiden Händen drehen.
- Die Frisbee mit beiden Händen fassen – jetzt große Kreise vor dem Körper beschreiben.
- Die Frisbee mit beiden Händen fassen – die Frisbee weit nach vorne schieben – den Rücken mitnehmen – zurückkommen und die Frisbee an die Brust ziehen. Arm – Schulter – Schulterblatt und Rückenmuskulatur werden beansprucht.
- Die Frisbee mit beiden Händen fassen – in die Scheibe hineinschauen – jetzt die Frisbee nach oben führen und den Blick mitnehmen – zurückkommen. Schwindelübung – Beweglichkeit Brustwirbelsäule.
- Die Frisbee auf die Oberschenkel legen – ausbalancieren – jetzt in den Ballenstand kommen und wieder auf ganzen Fuß. Beweglichkeit Fußgelenk, Wadenmuskulatur und Oberschenkelmuskulatur.
- Die Frisbee in Form einer Acht um die Unterschenkel geben.
- Die Frisbee hochwerfen und fangen – mit beiden Händen – wer schafft es auch mit einer Hand?
- Die Frisbee auf dem Kopf balancieren – Achtung gerader Rücken – Blick geradeaus! Wer kann jetzt den Kopf nach rechts und links drehen? Halswirbelsäule und Rückenmuskulaturen werden beansprucht.
- Die Frisbee auf den Handrücken legen und große Kreise vor dem Körper beschreiben. Beweglichkeit der Schulter und Rückenmuskulaturen.
- Die Frisbee um den Körper um den Kopf geben.
- Einen Ball in die Frisbee legen – den Ball in der Frisbee hin – und her rollen.
- Die Frisbee mit dem Ball von der rechten Hand in die linke Hand geben.
- Die Frisbee mit dem Ball durch die Beine geben.

- Die Frisbee mit dem Ball auf den Oberschenkeln balancieren.

Spiel 1: Jeder Teilnehmer hält seine Frisbee mit dem Ball in den Händen. In der Mitte des Sitzkreises steht ein Korb – Eimer – Karton. Die Teilnehmer versuchen nacheinander ihren Ball aus der Frisbee in den Korb zu werfen.

Spiel 2: Alle Teilnehmer halten ihre Frisbee waagerecht – jetzt wird ein Tennis-, Tischtennisball oder eine Murmel in eine Frisbee gelegt und soll im Kreis weitergereicht werden – dazu den Ball aus der eigenen Frisbee in die Frisbee des Nachbarn schütten.

Anforderung:

Koordination – Balance - Anpassung an den Partner – Nachbarn.

Das Stofftaschentuch

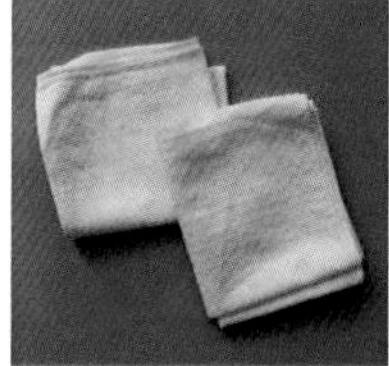

- Das Taschentuch (Tuch) an einer Spitze schwingen – vor dem Körper – kreisen im Handgelenk.
- Das Tuch hochwerfen und auffangen.
- Mit dem Tuch winken – jemanden ansehen und zuwinken.
- Das Tuch beidhändig an zwei Zipfeln halten – vor dem Gesicht – jetzt pusten bis das Taschentuch hin und her weht.
- In das Tuch einen Knoten machen – jetzt das Taschentuch um den Oberkörper oder um den Kopf herumgeben.
- Das Tuch mit beiden Händen auseinanderziehen – glattziehen – das Tuch durch die Hände oder Finger ziehen – Handwechsel.
- Aufrecht sitzen – das Tuch an zwei Zipfeln, beidhändig straff fassen – die Ellenbogen zeigen nach außen – Oberkörper nach rechts und links drehen. Beweglichkeit der Wirbelsäule – ansprechen der Rücken- und Brustmuskeln.
- Das Tuch vorm Körper schwingen – liegende Acht – Handwechsel.
- Das Tuch auf den Handrücken legen – den Arm und die Hand auf und ab bewegen (Fahrstuhl) – die Geschwindigkeit einschätzen lernen – das Tuch sollte liegen bleiben – Handwechsel.
- Das Tuch ausschütteln (Staubtuch) – Lockerung Armmuskulatur.
- Das Tuch zusammenlegen – durch die Beine geben – wenn möglich Bein anheben sonst Füße am Boden. Übung für Koordination – Hüfte und beim Bein anheben – Bauchmuskulatur.
- Das Tuch überm Kopf kreisen – Handgelenk drehen Hubschrauber.
- In jeden Zipfel des Tuches einen Knoten machen. Wozu kann man es jetzt benutzen? Mütze, Tasche usw.

Abschluss: Die Teilnehmer fassen sich an den Tüchern zu einem Kreis. Zu Musik, schwingen wir gemeinsam nach rechts – links – jeweils 4 x. Dann 4 x in die Mitte – dabei die Arme hochschwingen. Dann von vorne beginnen.

Die Chiffon Tücher

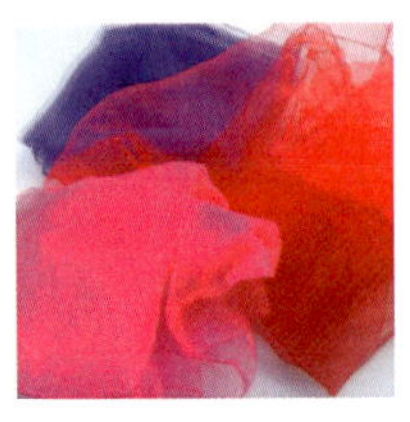

- Das Tuch vor dem Körper hin- und herschwingen
- Das Tuch über den Kopf schwingen und kreisen dabei den Oberkörper mitnehmen.

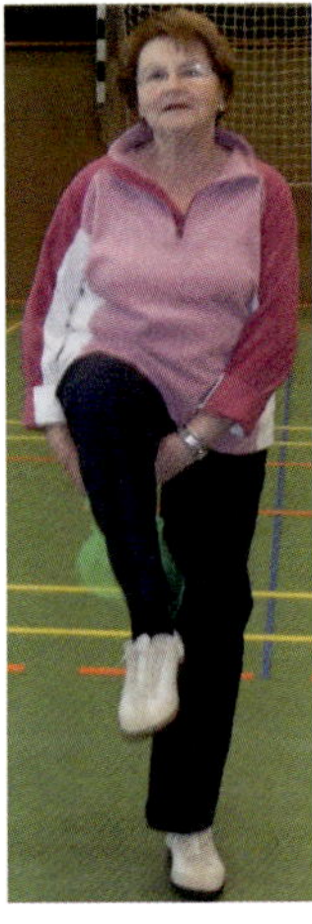

- Das Tuch fest knüllen – hochwerfen und auffangen.
- Das Tuch knüllen und um sich herum geben.
- Das Tuch mit der Rechten an einem Zipfel fassen und mit der Linken glattstreichen. Handwechsel.
- Das Tuch in beide Hände nehmen und auseinanderziehen und wieder locker lassen.
- Das Tuch über eine Schulter werfen, dort festhalten – andere Hand greift von unten das Tuch – wir trocknen den Rücken ab – hin- und herziehen. Beweglichkeit Arme und Schultern.
- Das Tuch ausschlagen (Staubtuch) – Handwechsel.
- Das Tuch beidhändig an den Enden fassen – Arme hochführen Seitbeuge im Oberkörper – Tuch straff halten. Wirbelsäule Rückenschräge Bauchmuskulatur.
- Alle TN halten einen Tuchzipfel in der Rechten die Linke fasst das Tuch des Nachbarn. Es entsteht ein geschlossener Kreis. Gemeinsam bewegen wir uns nach rechts und links in einem Rhythmus.
- Im Kreis – aufrecht sitzen und gemeinsam die Tücher hoch führen – soweit jeder TN kann – wieder herunterführen, wiederholen.
- Im Kreis – an den Tüchern haltend – gemeinsam Arme zur Kreismitte – Oberkörper geht mit – zurück in Ausgangsposition – wiederholen – Linke lässt los – Arme und Schultern ausschütteln.
- Alle TN binden sich ein Kopftuch. Haben sie mal ein Kopftuch getragen? Wer von den Männern trug ein Kopftuch? (Pirat)
- Das Tuch zusammenlegen.

Spiel: das Tuch zusammenknüllen und versuchen in einen großen Karton zu werfen. Schwieriger wird es das Tuch über eine Leine zu werfen.

Das Handtuch

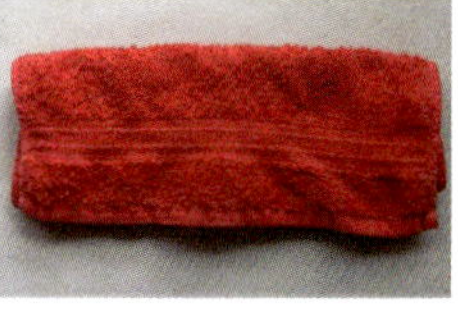

- Das Handtuch (Tuch) auseinanderlegen und längs aufrollen – beidhändig fassen und straff halten – abwechselnd ein Knie zur Rolle führen. Beansprucht werden die schrägen Bauchmuskeln.
- Mit der Rolle ein Knie anheben – das Tuch um ein Knie legen. Den angehobenen Fuß kreisen – Richtungswechsel – Beinwechsel.
- Die Rolle beidhändig fassen – auf Brusthöhe straff ziehen. Die Ellenbogen zeigen nach außen. Brustmuskel – Trapezmuskel.
- Das Tuch endrollen und gut ausschütteln .Dabei die Arme lockern.
- Das Tuch doppelt auf die Oberschekel legen. Alle TN versucht die Unterarmen auf das Tuch zu legen – Rücken strecken. Wer dies nicht schafft stützt sich mit den Händen auf – Rücken strecken.
- Rücken rubbeln: das Tuch hinter den Rücken legen und an beiden Enden fassen – rubbeln, hoch und runter – je nach Möglichkeiten.
- Das Tuch über die Schulter werfen – eine Hand fasst oben die Andere von unten ein Ende – diagonal Rücken abtrocknen – hin- und herziehen – Gegengleich. Rückenmuskeln – Schulterbeweglichkeit.
- Das Tuch gut ausschütteln und dabei Arme und Schultern lockern.
- Das Tuch zusammenlegen und auf die Oberschenkel legen jetzt die Hände ausschütteln – Hände mit dem Tuch abtrocknen.
- Schulterkreisen – vorwiegend zurück. Im Alltag sind die Schultern meist vorn, wie unsere Arbeit, das kann zum Rundrücken führen.

Abschluss: die zusammengelegten Tücher aufstapeln – diesen Stapel einmal im Kreis weitergeben.

Alle singen das Lied:

> Zeigt her eure Füße, zeigt her eure Schuh
>
> und sehet den fleißigen Waschfrauen zu.

Dabei das Tuch vor sich in einen Eimer tauchen, der Rücken geht mit. Das Handtuch auswringen.

Der Korken

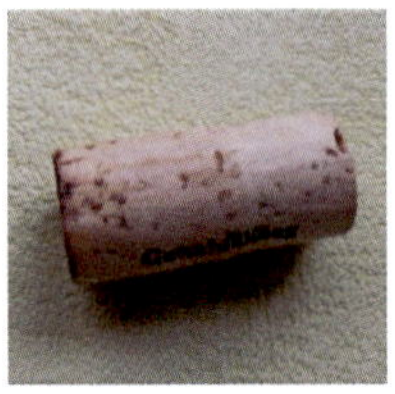

- Den Korken in die Hand nehmen, fühlen – wie fühlt er sich an – weich, warm, angenehm oder rau. (Schulung der Wahrnehmung).
- Den Korken zwischen Daumen und Zeigefinger nehmen, dann in die andere Hand geben. Wieder zwischen Zeigefinger und Daumen nehmen, dann zwischen Daumen- Mittelfinger, Daumen – Ringfinger, Daumen – kleiner Finger – jeweils auch in die andere Hand geben. (feinmotorische Übung).
- Den Korken mit einer Hand hochwerfen und mit beiden Händen fangen.
- Den Korken um die rechte und linke Stuhllehne geben.
- Den Korken um den Oberschenkel geben, dazu das Bein anheben.
- Den Korken um beide aufgestellte Beine geben.
- Den Korken wie ein Stück Kreide fassen und eine Zahl oder einen Buchstaben in die Luft schreiben. Variationen = seinen Namen schreiben – eine Rechenaufgabe schreiben.
- Mit dem Korken einen Kreis um den Kopf beschreiben. (Beweglichkeit der Schulter).
- Den Korken auf der Hand oder dem Handrücken balancieren.
- Den Korken von einer Hand in die andere Hand werfen.
- Den Korken zwischen den Handflächen hin und her rollen.

Spiel: Geschicklichkeit – der Korken liegt – steht auf einem Bierdeckel (Pappteller) und wird vorsichtig im Kreis weitergereicht.

Die Sandflasche

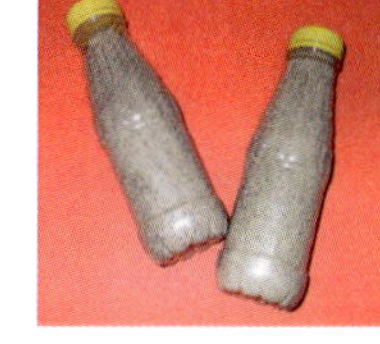

Gewichtsübung – die Füllung der Flaschen bestimmt das Gewicht – voll – halb gefüllt – Variationen sind möglich.

- Die Flasche von der rechten Hand in die linke Hand geben – etwa 10 mal – das Gewicht fühlen – spüren wie die Flasche mit der Anzahl der Wiederholungen schwerer wird.

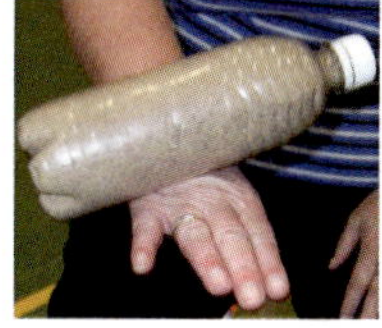

- Die Flasche auf den Handflächen balancieren.
- Die Flasche mit der rechten Hand in der Mitte fassen – nach oben stemmen – 10-mal – dann Handwechsel.
- Die Flasche zwischen den Füßen auf den Boden stellen – jetzt mit dem rechten Fuß die Flasche oder den Deckel berühren – dann der linke Fuß.

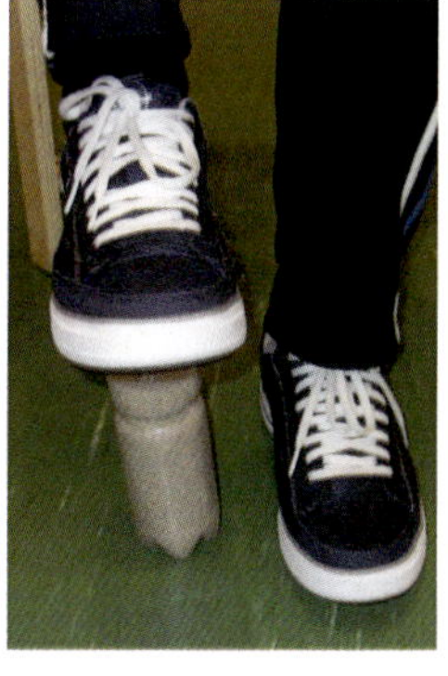

- Die Flasche mit den Füßen vorsichtig hin und her schieben, vor und zurück schieben.
- Die Flasche zwischen die Füße nehmen und anheben – stärkt die innere Beinmuskulatur und die Bauchmuskulatur.
- Die Flasche zwischen die Innenkanten der Füße klemmen – die Füße bleiben am Boden und bewegen sich mit der Flasche vor und zurück- keine Schiebeschritte. Innere Beinmuskulatur – Beckenboden wird gekräftigt.
- Die Flasche steht auf dem Boden – diese mit dem Unterschenkel umkreisen. Beweglichkeit des Knies.
- Die Flasche zwischen die Hände nehmen – eine Hand fasst den Deckel – die andere den Boden der Flasche. Ellenbogen zeigen nach außen. Jetzt etwas Druck auf die Flasche geben, locker lassen, wiederholen. Brustmuskulatur wird gekräftigt.
- Die Flasche hochwerfen und fangen.

Spiel: Flaschendrehen. Auf welchen Teilnehmer die Flasche zeigt, rechnet eine Aufgabe, nennt eine Vogelart oder ein Möbelstück etc.

Der Igelball

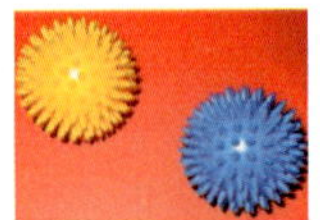

- Den Igelball wie einen Schneeball kneten.
- Den Igelball über Handrücken und Arm rollen – kribbeln spüren – Anregung der Durchblutung und Nervenbahnen – Druck variieren.
- Auf den Oberschenkeln den Igelball hin und her rollen – kreisen.
- Jeweils ein Bein anheben und den Igelball mehrmals um den Oberschenkel geben (Bauchmuskulatur).
- Aufrecht sitzen – Rücken nicht anlehnen – so den Igelball um den Oberkörper geben – Oberkörper vor- und zurück bewegen.
- Im Uhrzeigersinn um den Bauchnabel rollen = Verdauungsrichtung.
- Den Igelball von der rechten in die linke Hand geben oder werfen.
- Den Igelball hochwerfen – beidhändig fangen – auch versuchen den Igelball mit einer Hand zu fangen.
- Den Igelball zwischen die Knie legen und festhalten- stärkt die innere Beinmuskulatur- dazu mit den Schultern nach hinten kreisen. (um die Aufrichtung zu stärken- nach hinten kreisen- vorne arbeiten wir den ganzen Tag- =Rundrücken).
- Den Igelball um den Kopf – dann um beide Beine geben- die Füße bleiben am Boden.
- Den Igelball wieder zwischen die Knie legen und festhalten- jetzt nur auf den Fersen stehen- nur auf den Ballen.

Abschluss: Den Igelball auf einem Teller im Kreis weiterreichen.

Partnermassage: Partner massiert mit ein oder zwei Igelbällen die Nackenmuskeln und Oberarme des Sitzenden.

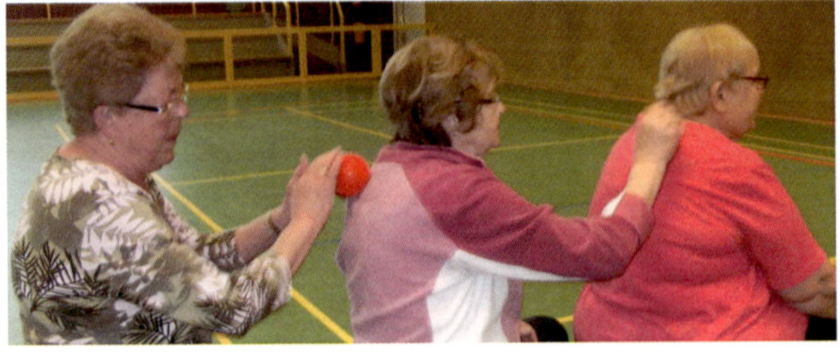

Die Wäscheklammer

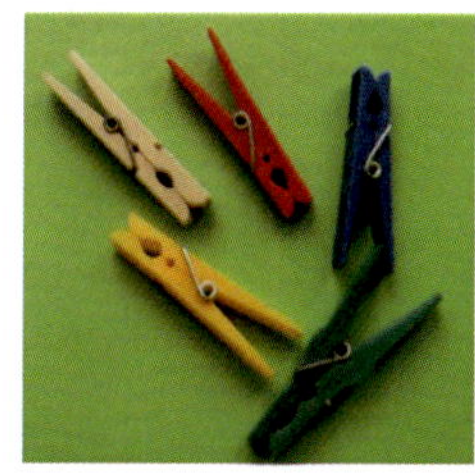

- Jeder Teilnehmer erhält zwei Wäscheklammern, eine heftet er an seine Kleidung, die andere wird gebraucht.
- Die Wäscheklammer zwischen Daumen und Zeigefinger nehmen – öffnen und schließen.

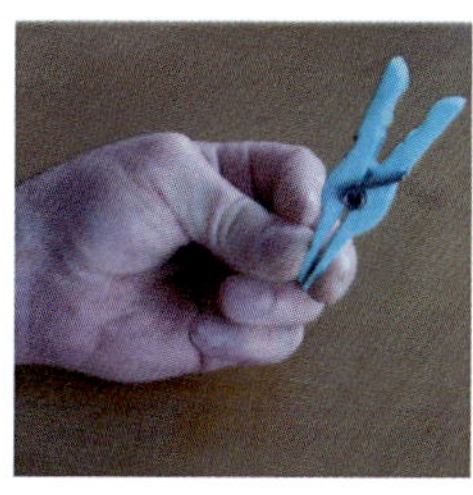

- Das Gleich mit Daumen und Mittelfinger, Ringfinger, kleinen Finger probieren – welcher Finger ist der Stärkste?
- Jeweils eine Wäscheklammer an der Kleidung des rechten und linken Nachbarn anbringen
- Beide Wäscheklammern zusammenheften und auf dem Handrücken- der Handfläche- oder dem Kopf balancieren.
- Geheftete Wäscheklammern auf den Oberschenkel legen und langsam das Bein anheben. Schräge Bauchmuskeln.
- Die Klammern an den Schuhen befestigen – die Beine anheben – schauen – wo haben die Teilnehmer ihre Klammern angebracht.
- Die Wäscheklammern zusammenheften und Arme nach oben strecken – Klammern hier in die andere Hand geben – die Hände hinter den Rücken führen – hier ebenfalls Klammer Handwechsel – mehrere Wiederholungen – Rücken nicht anlehnen – Schulterbeweglichkeit – Rückenmuskulatur.
- Eine Wäscheklammer wird an die Kleidung an der rechten Schulter befestigen die andere Klammer links. Kopfbewegung.

Spiele zum Abschluss:

1. Jeder TN hat eine Klammer um Objekte weiterzureichen – Bierdeckel oder Taschentuch – TN bitten nur die Klammer anzufassen.
2. Die Wäscheklammer auf ein Nummernfeld werfen.
3. Die Wäscheklammer in ein Gefäß, Kescher oder Eimer werfen.
4. Wenn es den Teilnehmern möglich ist – Wäsche aufhängen.

Der Luftballon

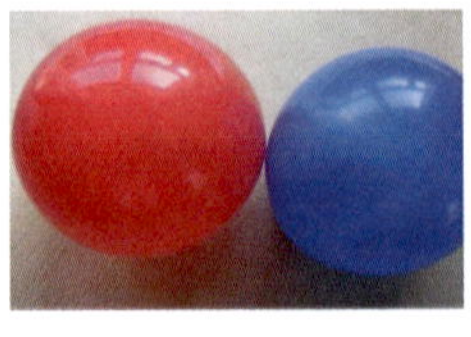

- Den Luftballon mit beiden Händen fassen und hin und her rollen. (Wahrnehmung – Gewöhnung an das Gerät).
- Den Luftballon mit beiden Händen halten und etwas Druck geben.
- Den Luftballon hochwerfen und einfangen.
- Den Luftballon immer wieder hochspielen – mit den Händen – nur mit einem Finger – mit dem Ellenbogen oder Handrücken. (Geschicklichkeit).
- Den Luftballon am Nippel fassen und große Kreise in die Luft schreiben. Handwechsel – eine Acht in die Luft schreiben – dabei den Oberkörper mitnehmen.
- Den Luftballon mit beiden Händen halten – Bauchhöhe – jetzt abwechselnd mit den Knien den Ballon berühren. (Bauchmuskeln)
- Den Luftballon mit den Knien halten – stärkt die innere Beinmuskulatur – jetzt die Füße bewegen – auf die Fersen – auf den Ballen – können sie kleine Schritte am Platz machen.
- Den Luftballon am Nippel fassen und mit dem Ballon winken – möglichst eine große Bewegung machen und den Oberkörper mitnehmen.
- Den Luftballon mit beiden Händen fassen – Bauchhöhe- jetzt versuchen den Ballon mit einem Knie hochzuspielen und aufzufangen.

Spiel: Es befindet sich noch ein Luftballon im Kreis (möglichst ein großer Ballon, der gut fliegt) Alle Teilnehmer spielen sich den Ballon zu – sind die Abstände im Kreis zu groß, steht der Spielleiter in der Mitte und spielt von da den Ballon weiter. Wer versucht einmal einen Kopfball?

Das Rundholz

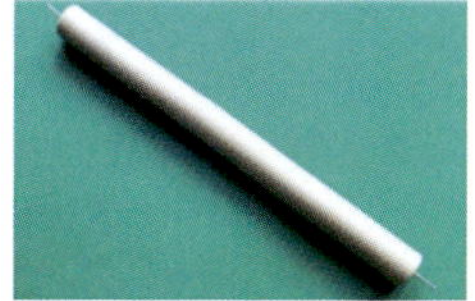

- Das Rundholz zwischen den Handflächen hin und her rollen.
- Das Rundholz außen mit den Handflächen halten und etwas Druck geben – Stärkung der Arm- und Brustmuskulatur.
- Das Rundholz um sich herumgeben – auch um die Beine, um den Kopf oder die Armlehne des Stuhles.
- Das Rundholz auf den Oberschenkeln rollen.
- Das Rundholz auf den Oberschenkeln balancieren, eventuell auf den Zehenspitzen stehen.
- Das Rundholz auf den Boden legen und mit den Füßen rollen oder umdrehen.
- Das Rundholz in die Kniekehle legen und halten.
- Das Rundholz mit dem Ellenbogen halten.
- Das Rundholz mit beiden Händen fest fassen und jetzt abwechselnd hin- und herdrehen.
- Das Rundholz einhändig fassen – loslassen und zugreifen.

Der Federballschläger

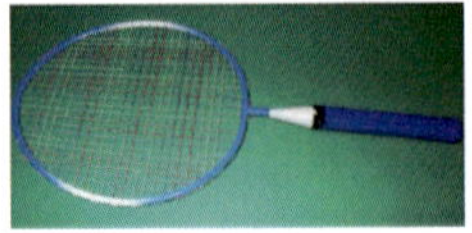

Auch Tischtennisschlager- Speckbrett oder Beachballschläger sind geeignet.

- Den Schläger von rechts nach links geben – ans Gerät gewöhnen.
- Den Schläger vor das Gesicht halten – wir sitzen hinter schwedischen Gardinen. Den Kopf drehen und den Nachbarn anschauen.
- Den Schläger in der rechten Hand halten – jetzt den Arm weit nach vorn ausstrecken und den Oberkörper mitnehmen – gegengleich.
- Den Schläger quer halten – eine Hand am Stiel – die andere an der Rundung – mit beiden Armen und dem Schläger einen großen Kreis vor dem Körper beschreiben – Oberkörper mitnehmen – Atmung mitnehmen – nach oben einatmen – nach unten ausatmen.
- Den Schläger auf den Oberschenkeln balancieren und dann die Füße bewegen – Fersenstand Ballenstand oder aus Seitbewegung der Füße.
- Den Schläger um die Unterschenkel geben – beide Richtungen.
- Den Schläger zwischen die Füße auf den Boden legen – der Stiel liegt zwischen den Füßen – mit den Füßen den Schläger drehen.

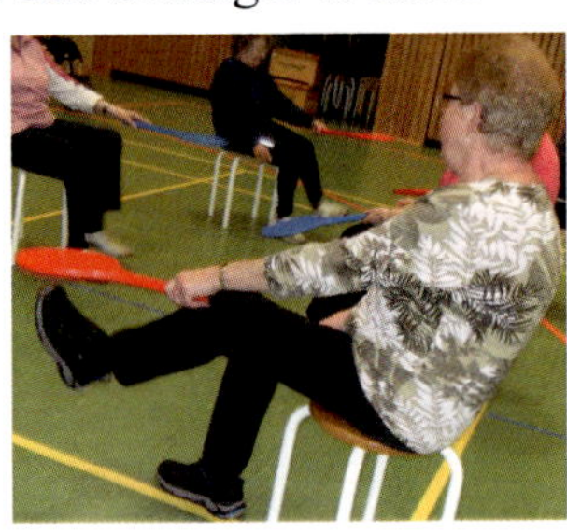

- Jeweils mit einem Fuß (Fußspitze) in das Netz treten.
- Den Schläger in die Hand nehmen und um beide Beine geben – die Füße sind aufgestellt.
- Den Schläger in die rechte Hand nehmen – jetzt mit der linken Fußspitze (Bein anheben) den Schläger berühren – dann gegengleich.

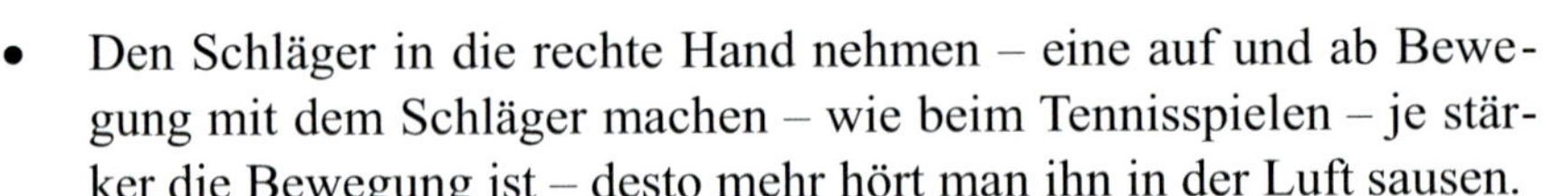

- Den Schläger in die rechte Hand nehmen – eine auf und ab Bewegung mit dem Schläger machen – wie beim Tennisspielen – je stärker die Bewegung ist – desto mehr hört man ihn in der Luft sausen.
- Den Schläger in der Hand halten – den Arm soweit wie möglich nach oben ausstrecken – jetzt eine Seitbeuge machen – rechter Arm beugt sich zur linken Seite – gegengleich.

- Den Schläger am Netz – Spielfläche fassen – jetzt mit dem Stiel etwas auf den Boden oder in die Luft schreiben oder malen – eine Zahl – einen Buchstaben – ein Gesicht.
- Den Schläger am Netz – Spielfläche fassen und vor dem Körper pendeln – schwingen lassen. 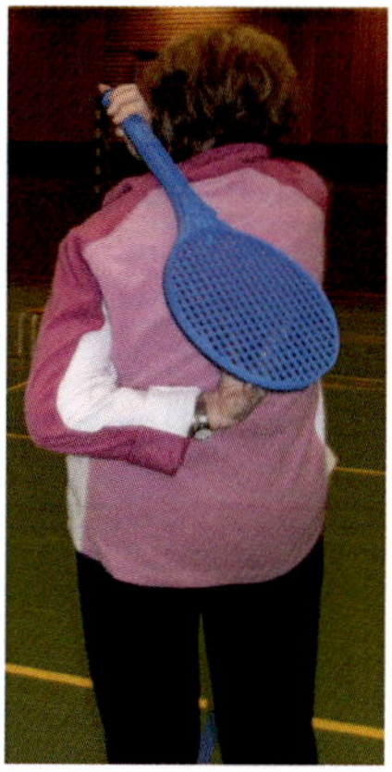
- Den Schläger um sich herumgeben – um den Kopf, über die Schulter, um die Beine oder die Armlehne des Stuhles.
- Den Schläger in die rechte Hand nehmen – es berühren sich abwechselnd das rechte und linke Knie mit dem Netz des Schlägers. (Bauchmuskeln).
- Auf dem Schläger einen Becher oder Ball balancieren – den Schläger hin- und her- auf und ab bewegen – von rechts nach links geben.
- Mit dem Schläger ein Reissäckchen hochwerfen und auffangen.
- Das Reissäckchen mit dem Schläger in einen Korb schlagen.

Abschluss: Im Kreis wird ein Luftballon – Schaumstoffball – Gummiball – Tennisball von Schläger zu Schläger weitergegeben – Feinmotorik – Anpassung an den Partner und Balance werden geschult.

Spiel: Schläger und Luftballon – Der Spielleiter steht in der Mitte und spielt jedem TN den Ballon zu – dieser schlägt den Luftballon zurück.

Die Klatsche

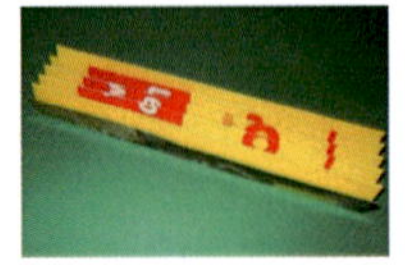

Woher kommt ihnen die Klatsche bekannt vor, wo haben sie, sie schon einmal gesehen?

Früher hatte der Kasper eine Klatsche. Diese Klatsche war zum „Stimmung machen“ beim Handballspiel, viele Besucher ließen die Klatsche liegen, ich sammelte sie ein und hatte für meine Teilnehmer ein neues Übungsgerät.

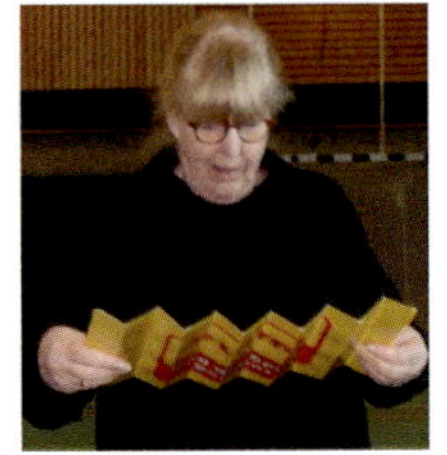

- Klatsche vorm Körper schwingen – langer Arm.
- Beide Hände halten die Klatsche – diese auseinanderziehen – zusammendrücken. (Das Lied singen: Ich habe eine Zieharmonika)
- Die Klatsche zusammengedrückt in der Mitte mit den Fingern fassen und jetzt mit den Fingern in einer Hand drehen – gegengleich.
- Die Klatsche auf die Oberschenkel schlagen (Rhythmus). Was fällt auf? Sehr laut – es tut nicht weh.
- Die Klatsche zu einem vorgegebenen Rhythmus in die Hand schlagen – warten bis alle den Rhythmus gefunden haben.
- Klatsche balancieren: Handfläche, Handrücken, Oberschenkel usw.
- Die Klatsche längs mit beiden Händen vor der Brust halten – Schultern unten – abwechselnd rechten und linken Arm nach oben führen – wie eine Treppe – auch abwärts.
- Mit der Klatsche auf die Schultern schlagen.
- Die Klatsche auf den Boden legen und mit den Füßen anheben – mit den Füßen am Boben drehen
- Die Klatsche vor das Gesicht halten und fächeln – wann ist der Wind stärker- wenn die Klatsche senkrecht gefächelt wird oder wenn sie offen ist?

Spiel: Mit der Klatsche ein Lied begleiten: „Horch was kommt von ….“ und bei „Holla hi“ die Klatsche im Rhythmus in die andere Hand oder auf den Oberschenkel schlagen.

Der Stein

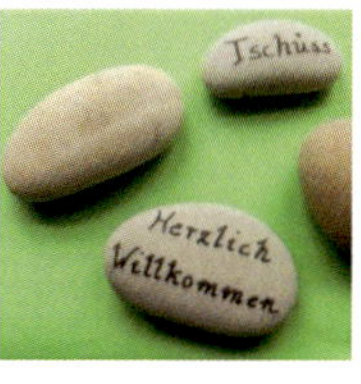

Hier können wir die Wahrnehmung fördern: Wie fühlt sich der Stein an? Über den Stein streichen, anheben und drücken. Was spüren sie? Ist er leicht, schwer, glatt, rau, alt, neu usw.

Übungen mit Steinen biete ich an, wenn ich sicher bin, dass niemand den Stein wirft. Sonst arbeite ich mit dem Reissäckchen.

- Den Stein in die Hand nehmen – hoch drücken – Gewicht heben – Hand oder Arm – 10x – rechts und links – so wie es möglich ist.
- Was spüren sie? Der Stein wird schwerer.

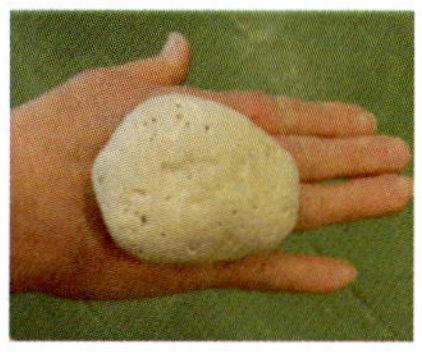

- Den Stein balancieren – Oberschenkel – Fuß Bewegung möglich – Handfläche und Handrücken – wo scheint er am schwersten ?
- Den Stein um Oberschenkel, Armlehne oder Oberkörper geben.
- Den Stein in die rechte Hand nehmen – berühren sich das linke Knie und der Stein – 4x wiederholen dann gegengleich.
- Die schrägen Bauchmuskeln werden angesprochen.
- Den Stein mit dem rechten Nachbarn tauschen – spüren – Hat sich etwas verändert? Ist der Stein jetzt wärmer oder rauer?
- Den Stein fest greifen und den Arm lang nach vorne ausstrecken – Rücken mitnehmen – halten – zurücklehnen – gegengleich.

Abschluss:

- Wo werden Steine gebraucht?
- Wo finden wir Steine in unserem Körper?
- Was kann man aus Steinen bauen oder herstellen?
- Haben Steine eine Bedeutung?
- Wie alt sind die Steine?
- Welche Gesteinsarten Edelsteine kennen Sie?

Der Löffel mit dem Tischtennisball

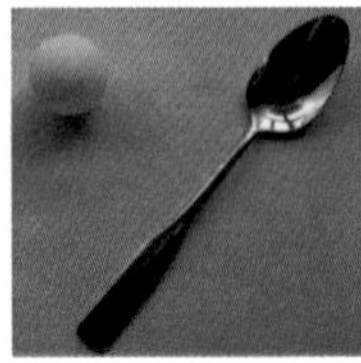

- In den Löffel schauen – wie in einen Spiegel. Was sehen sie?
- Ich stehe auf dem Kopf. Warum? Durch die Wölbung des Löffels.
- Den Löffel mit den Fingern drehen – Fingergymnastik.
- Den Löffel über den Kopf in die andere Hand geben – dann die Arme herunterführen – Handwechsel vor dem Körper.
- Den Löffel am Stiel fassen – der Zeigefinger liegt oben auf dem Löffel – jetzt weit den Rücken vorbeugen – den Arm lang ausstrecken und mit dem Löffel kleine Auf- und Abbewegungen ausführen (Kräftigung der kleinen Armmuskeln).
- Einen Tischtennisball oder eine Kartoffel auf den Löffel legen und einen Kreis beschreiben – eine Acht in die Luft malen.
- Den Löffel mit Ball von der rechten Hand in die linke Hand geben.
- Den Löffel in die linke Hand – den Ball in die rechte Hand nehmen – jetzt den Ball auf dem Oberschenkel rollen und den Löffel auf und ab bewegen (Koordination).
- Den Löffel auf die Oberschenkel legen (balancieren) den Ball zwischen den Handflächen hin und her rollen.
- Den Ball auf den Löffel legen – in der Kreismitte steht ein Eimer-jetzt versuchen den Ball vom Löffel in den Eimer zu werfen.

Abschluss: Es wird ein Tennisball, ein Tischtennisball, eine Murmel, ein Knopf oder sogar ein Ei im Kreis weitergegeben – von Löffel zu Löffel.

Der Becher mit dem Tischtennisball

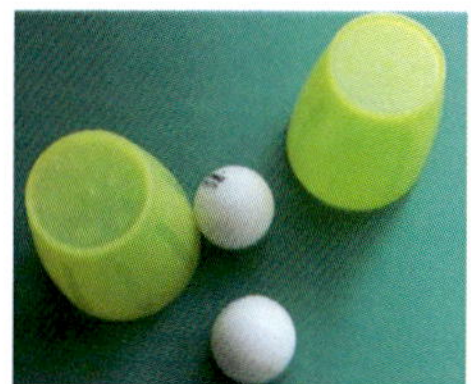

- Den Ball in den Becher legen die Hand auf die Öffnung des Bechers – den Becher schütteln – Arme bewegen sich auf und ab – gegengleich.
- Mit dem Becher – gefasst wie oben einen Buchstaben eine Zahl in die Luft schreiben.
- Den Ball in die eine Hand nehmen, den Becher umgedreht in die andere Hand nehmen. Jetzt den Ball auf den Boden des Bechers legen und balancieren. Wer kann den Becher so in die andere Hand geben?
- Den Ball wieder in den Becher legen und den Becher auf den Oberschenkel stellen – ausbalancieren – vielleicht auf die Fußspitzen kommen.
- In den Becher mit zwei Fingern fassen und jetzt den Becher um die Beine geben – beide Richtungen.
- Den Becher mit dem Ball auf der Handfläche oder dem Handrücken balancieren.
- In den Becher mit der rechten Hand, zwei Fingern fassen – jetzt die Arme weit ausbreiten und einatmen – mit der Ausatmung führen wir die Hände vor der Brust zusammen und geben den Becher in die andere Hand – wieder weit die Arme ausbreiten und einatmen.

Partnerarbeit: Alle Teilnehmer sitzen sich am Tisch gegenüber und rollen den Tischtennisball zu ihrem Partner. Es wird versucht mit beiden Händen zu arbeiten.

- Ein Teilnehmer hat den Becher in der Hand – der andere TN hat den Tischtennisball – wieder wird der Ball über den Tisch gerollt und der Partner versucht den Ball mit dem Becher aufzufangen (unter der Tischkante). Nach einiger Zeit den Ball und den Becher wechseln.
- Jeder Teilnehmer hat einen Becher – in nur einem Becher liegt der Tischtennisball – wieder wird der Ball über die Tischplatte gerollt

(aus dem Becher geschüttet) und von dem Partner mit dem Becher aufgefangen.

- Die Teilnehmer versuchen den Ball zu schnappen – d.h. den Becher über den Tischtennisball stülpen. Reaktionsübung. Der Partner rollt den Ball zu seinem Gegenüber und dieser versuch den Ball zu schnappen.

Alle Teilnehmer haben einen Becher und einen Tischtennisball. Der Tischtennisball liegt auf dem umgedrehten Becherboden. Den Becher mit dem Ball anheben, den Ball auf dem Tisch auftrumpfen lassen und mit dem Becher wieder schnappen. Diese Übung mehrmals wiederholen.

Bei diesen Übungen erlebe ich in meiner Gruppe viel Freude, Lachen und Spaß an der Bewegung. Nebenbei wird die Reaktion, Balance, Feinmotorik sowie das Einstellen auf den Partner geübt.

Das Theraband

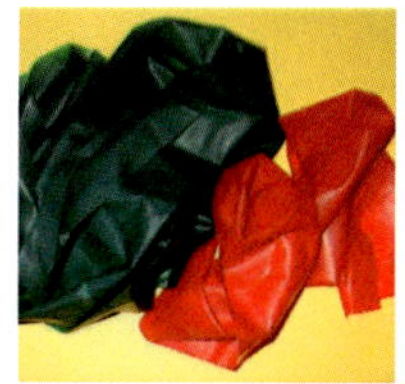

- Das Theraband in die Hände nehmen und auseinander ziehen. Die Atmung mitnehmen – einatmen – auseinanderziehen – ausatmen – locker lassen.
- Das Theraband knüllen – glattstreichen – Wahrnehmung – wie fühlt es sich an? Woran erinnert sie das Material?
- Handflächen zeigen nach oben – das Theraband liegt auf den Handflächen, es wird zwischen Zeigefinger und Daumen gehalten – jetzt auseinanderziehen – zurück – wiederholen.
- Das Theraband in eine Hand nehmen und mit der anderen Hand glattstreichen.
- Das Theraband diagonal vor dem Oberkörper auseinanderziehen.
- Das Theraband vor dem Körper – neben der Stuhllehne schwingen- Entlastung der Arme
- Das Theraband an den Enden mit beiden Händen fassen und einen Fuß in die Mitte des Therabandes stellen. Jetzt mit Hilfe des Therabandes das Bein anheben und beugen und strecken, gegen einen leichten Widerstand – gegengleich.
- Das Theraband schulterbreit fassen und beide Arme soweit es möglich ist nach oben führen, hier eine Seitbeuge ausführen. Dabei das Theraband straff halten.
- Das Theraband schulterbreit fassen und straff vor der Brust halten – Schultern nicht hochziehen – jetzt eine Drehung im Oberkörper ausführen.
- Das Theraband auf die Oberschenkel legen – nacheinander die Füße anheben – halten.
- Das Theraband auf einen Oberschenkel legen und versuchen aufzurollen – aufgerollt das Theraband in eine Box legen.

Die Dose

- Die Dose zwischen beide Handflächen nehmen und hin und her rollen.
- Die Dose balancieren – auf der Handfläche – dem Handrücken – auf 4 Fingern usw.
- Die Dose zwischen die Handflächen nehmen – eine Hand hält den Deckel die andere den Boden. Die Ellenbogen zeigen nach außen- die Schultern sind unten – jetzt die Dose drücken – loslassen – drücken 3-5x Pause. (Brustmuskulatur).
- Die Dose zwischen den Knien – Oberschenkeln festhalten und etwas Druck ausüben – stärkt die innere Beinmuskulatur. Dabei die Arme und Schultern lockern.
- Die Dose auf den Boden stellen, abwechselnd den Deckel der Dose mit der rechten und linken Fußspitze berühren – antippen. Möglichst die Dose anschauen – Bauchmuskulatur – Beweglichkeit der Hüfte.
- Die Dose mit den Füßen auf dem Boden hin- und herschieben. Feinmotorik - Fußgelenke.
- Die Dose zwischen die Füße nehmen und anheben – Bauchmuskulatur.
- Die Dose mit den Füßen umdrehen.
- Die Dose mit beiden Händen fassen – am Deckel und Boden der Dose. Jetzt mit dem Oberkörper und den Armen einen großen Kreis nach vorn beschreiben – hoch – vor – ran. Wirbelsäule, Schultergelenk, Rückenmuskulatur.
- Die Dose mit beiden Händen fassen – Drehung im Oberkörper – aufrecht sitzen – Ellenbogen zeigen nach außen – Blick bleibt zur Dose. Wirbelsäule, obere Rückenmuskulatur.
- Die Dose auf einen Oberschenkel stellen – balancieren – der Fuß gleicht aus.

- Die Dose in eine Hand nehmen – Fahrstuhl – den Arm nach oben strecken – zurückführen – 5 - 10x. Schultergelenk, Armmuskulatur.
- Die Dose in einer Hand halten und mit der anderen Hand auf den Deckel oder den Boden der Dose trommeln. Nur mit den Fingernägeln trommeln, dann mit den Fingerkuppen. Hört man einen Unterschied. Handwechsel. Akustische Wahrnehmung.

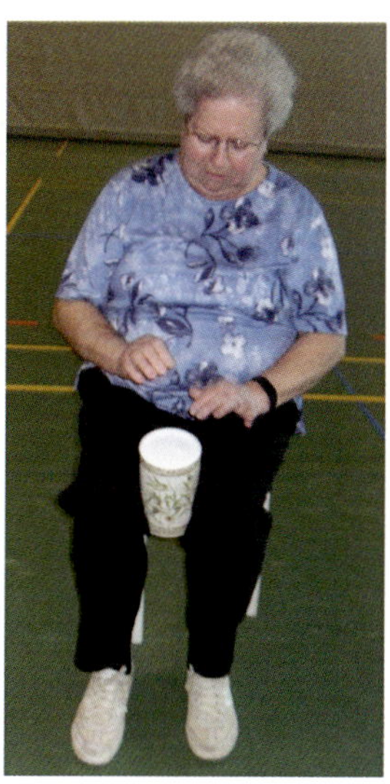

- Einen gemeinsamen Rhythmus trommeln – wer zeigt einen anderen Rhythmus?
- Die Dose mit den Knien halten, jetzt schlägt die rechte Hand zweimal auf die Trommel und die linke Hand einmal. Wechsel – rechte Hand einmal, linke Hand zweimal.
- Ein TN trommelt einen Rhythmus, die anderen TN versuchen diesen aufzunehmen, bis alle im Gleichklang trommeln.

Spiel: die TN versuchen zu zweit so viele Dosen zu stapeln bis der Turm umkippt. Welches Paar schafft den größten Dosenturm- schafft die meisten Dosen aufeinander zu stapeln?

Spiel: Dosenwerfen Dazu die Dosen auf einen Hocker stellen und mit 3 weichen Bällen versuchen die Dosen zu treffen.

Der Wasserball

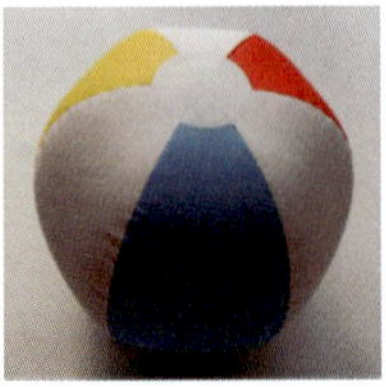

- Den Wasserball im Kreis weiterreichen – auf Zuruf – Richtungswechsel.
- Den Wasserball im Kreis zuwerfen – hochwerfen – der TN, der den Ball fängt sagt seinen Vor- und Nachnamen, bis alle TN den Wasserball einmal gefangen haben.
- Neue Aufgabe: Jeder TN versucht sich an einen Namen zu erinnern. Er sagt laut den Namen und wirft diesem TN den Wasserball zu. Ist der Name nicht richtig, helfen alle TN der Gruppe mit. Dieses Spiel immer mal wiederholen, so lernt man alle Namen.
- Den Ball auf einen Pappteller oder Tennisring legen und so im Kreis weiterreichen. Balanceübung – Anpassung an den Mitspieler.
- Den Wasserball auf den Boden legen und mit der Hand zu einem Mitspieler rollen.
- Den Wasserball mit dem Fuß zu einem Mitspieler schießen – mit wenig Schwung!!
- Den Wasserball auf ein Schwungtuch legen und hin und her rollen.
- Den Wasserball auf dem Schwungtuch außen am Rand rollen lassen. Beide Richtungen üben. Dies ist eine Aufgabe für die Gruppe-Anpassung an die Gruppe. Übung macht den Meister.
- Der Spielleiter steht im Kreis und wirft einem Teilnehmer den Wasserball zu- dabei sagt er -Erde- Luft-oder Wasser –der Teilnehmer fängt den Ball und sagt ein Tier das in diesem Element lebt.
- Der Spielleiter steht im Kreis und wirft einem Teilnehmer den Wasserball zu- dieser klatscht einmal in die Hände bevor er den Ball auffängt.

Das Band

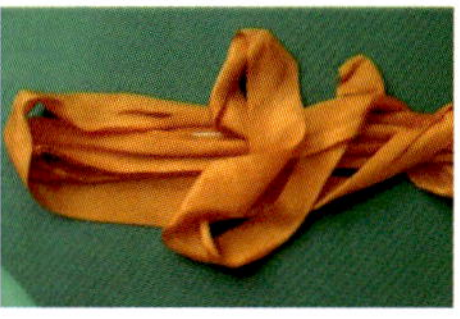

Spiel und Vorführung

- Als Abschluss, kann gerne das Handgerät Band vorstellen.
- Dazu stellt sich der Übungsleiter in die Mitte und führt kleine Kreise mit dem Band vor.
- Das Band im Zickzack über den Boden gleiten lassen.
- Große Kreise um den ganzen Körper.
- Achterkreisen mit dem Band – der erste Kreis liegt vor dem Körper der zweite Kreis ist ein großer Schwung über dem Kopf – zuerst üben!
- Große Kreise neben dem Körper schwingen.
- Durch das Band springen.
- Das Ende des Bands in der Mitte befestigen – beschweren – jetzt können die TN den Stab in die Hand nehmen und versuchen das Band zu kreisen- oder die Zickzack Übung nach machen.

Das Schwungtuch

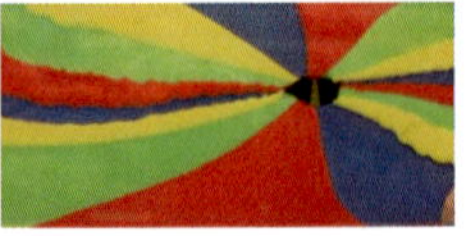

- Alle Teilnehmer halten das Tuch mit beiden Händen und geben es nach rechts weiter (weitergreifen) dann nach links – auf Kommando Richtung ändern.
- Beide Hände greifen das Tuch – jetzt mit den Händen das Tuch immer weiter bis zur Mitte greifen (früher Wäsche ziehen) – die Finger lang machen – hier darf der Stoff des Tuches aus den Händen gleiten – bis zur Kante des Tuches.
- Das Tuch mit beiden Händen fassen – gemeinsam auf Kommando Tuch auf und ab schwingen – dazu atmen – nach oben strecken und einatmen – nach unten ausatmen – das Tuch fällt zusammen.
- Alle Teilnehmer fassen das Tuch mit beiden Händen und ziehen so stark sie können, loslassen – ausatmen.
- Als Zwischenübung die Hände öfter lockern – eine Hand vom beidhändig gefassten Tuch lösen ausschütteln, winken – gegengleich.
- Eine Hand hält das Tuch – gemeinsam nach rechts schwingen - nach links schwingen – hin und her – dann fasst die andere Hand.
- Einen Luftballon oder Ball auf dem Tuch bewegen – Aufgabe: Ball am Tuchrand herumrollen – Tuch vorsichtig auf und ab bewegen.
- Zwei Bälle auf dem Tuch – Aufgabe: Bälle berühren sich (küssen)
- Beide Hände fassen das Tuch – jetzt die Arme soweit wie möglich nach oben strecken – den Rücken lang ziehen – das Tuch bewegen (stärkt die Rückenmuskulatur).
- Beide Hände fassen das Tuch - hin und her ziehen – dabei den Oberkörper nach vorne legen oder sich weit zurücklehnen.
- Das Tuch gemeinsam auf- und abschwingen, beim 3. Hochschwingen loslassen – Tuch im Flug beobachten, wie fällt es zusammen?

Spiel: Ein Eimer und ein Ball liegen auf dem Tuch – alle TN fassen das Tuch mit beiden Händen und versuchen durch hin und her bewegen des Tuches den Ball in den Eimer zu rollen. Gelingt dies versuchen wir durch Schwung den Eimer aufzustellen.

Spiele auf dem Nummernteppich

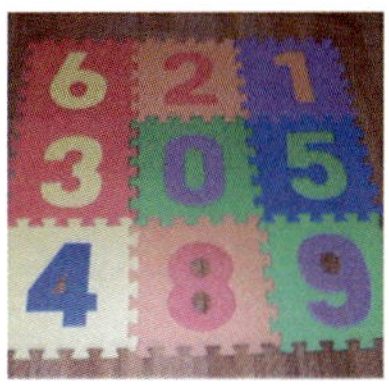

- Mit kleinen Handgeräten wie: Reissäckchen, Bällen, Bierdeckeln und Zeitungsbällen versuchen die Teilnehmer auf eine Nummer zu treffen. Es werden nur die Treffer gewertet, wo das Gerät ganz auf einer Nummer liegt.
- Diese Übung mehrmals wiederholen – erst nach dem 2. und 3. Wurf gelingen gezielte Würfe.
- Jeder Teilnehmer hat drei Säckchen zur Verfügung und versucht diese auf drei Zahlen zu werfen. Die Zahlen werden addiert. Dann reihum im Kreis die Säckchen an den nächsten Teilnehmer weitergeben. Wer hat die höchste Punktzahl geworfen.
- Wirft man nur auf zwei Zahlen können diese auch multipliziert werden. Dies ist auch mit drei Zahlen möglich.
- Tennisbälle können auch auf die Nummern gerollt werden. Hier benötigt man Feingefühl und es gelingt meist erst nach mehreren Versuchen.(Immer sitzen die Teilnehmer im Sitzkreis und beugen sich herunter zum rollen des Balles).
- Versuchen sie ihre zwei oder drei Säckchen auf die Nummern mit der gleichen Farbe zu werfen.
- Werfen sie nur auf gerade oder ungerade Zahlen.
- Wer findet die Zahl 621, 305, 489, 634, 208, 159, 436, 802 und 951?
- Die Zahlen waagerecht und senkrecht addieren. Einzelne Zahlen addieren oder auch dreistellige Zahlen addieren.

Spiele mit den Koshbällen

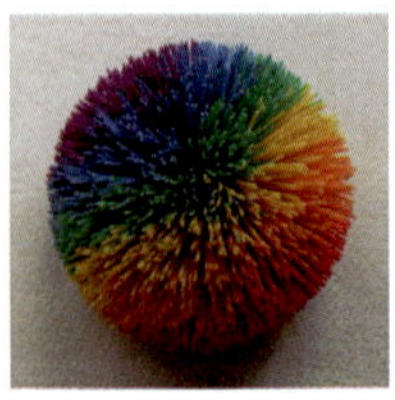

Koshbälle sind weiche Bälle, sie bestehen aus unendlich vielen Gummibändern – sie fliegen gut, sehen ansprechend aus und fühlen sich gut an.

- Den Ball im Kreis weitergeben. Jeder TN erfährt dabei die Beschaffenheit des Balles. Auch Ängste werden abgebaut, denn jeder hat gespürt der Ball ist weich.
- Den Ball im Kreis hin und herwerfen.
- Alle TN haben einen Pappteller in der Hand. Jetzt wird ein Koshball von Teller zu Teller geschüttet – „Seht ihr wie er zittert?"
- Zielwerfen mit dem Koshball – in einen Eimer – einen gehaltenen Kescher – einen Ring oder auf eine aufgestellte Dose werfen.
- In der Mitte des Stuhlkreises steht ein Hocker und ein Schaumstoffwürfel liegt darauf. Die TN versuchen mit dem Koschball den Würfel abzuwerfen und schauen welche Würfelzahl jetzt oben liegt. Um allen ein Erfolgserlebnis zu ermöglichen, gibt es drei Wurfversuche. Der Hocker kann entsprechend den Möglichkeiten des Werfenden, näher heran oder weiter entfernt gestellt werden.

Der Kescher

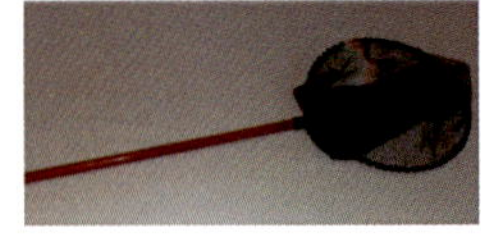

Der Spielleiter steht in der Mitte des Stuhlkreises.
Der erste Teilnehmer hat drei Bälle oder Reissäckchen in den Händen und versucht diese nacheinander in den Kescher zu werfen. Der Spielleiter hat die Möglichkeit individuell auf jeden Gast einzugehen. Er kann den Kescher hoch, tiefer sehr nahe oder weiter weg halten. So können alle Teilnehmer ein Erfolgserlebnis erfahren.

Spiele mit kleinen Gegenständen

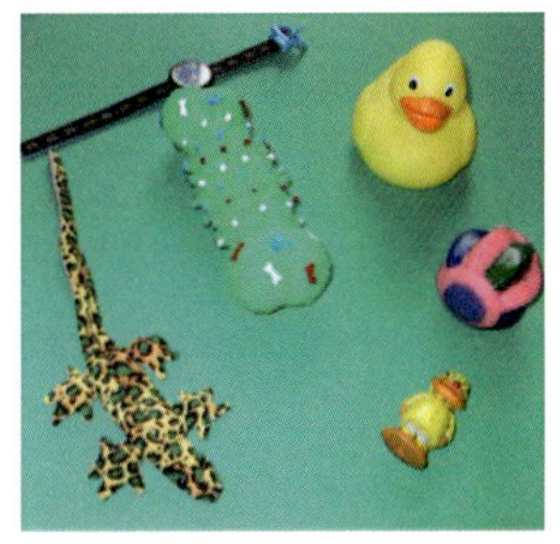

Verschiedene Dinge suchen wir zusammen- der Phantasie sind keine Grenzen gesetzt. Die Dinge werden nacheinander im Kreis herum gegeben. Viele Teilnehmer machen dabei eine Äußerung zu den Dingen- so lassen sie sich gut im Gedächtnis speichern.

Wenn alle Dinge herum gegeben wurden und der Spielleiter alle Gegenstände wieder in seinem Korb – Sack hat, fragt er die Gruppe, welches Ding zuerst herum gegeben wurde – welches als zweites und so weiter. Es wird den Teilnehmer am Anfang sehr schwer fallen – je öfter das Spiel gespielt wird desto leichter fällt es den Teilnehmer.

2. Variante: nachdem alle Gegenstände herum gegeben wurden und jeder Teilnehmer diese angefasst hat, verschwinden die Dinge in einem Sack. Der Spielleiter geht jetzt herum und jeder Teilnehmer erfühlt einen Gegenstand. Der Reihenfolge nach erfühlen, zuerst den 1. Gegenstand dann den 2. Gegenstand usw. Bei dementen Teilnehmer können die Gegenstände heraus genommen werden – wenn möglich benannt werden – sonst Hilfestellung geben.

Bewegung mit Musik

Der Übungsleiter sollte eine Musik aussuchen – die auch ihm gefällt, dann kann man gute Stimmung vermitteln.

Walzermelodien eignen sich besonders gut für alle Schwingübungen, Armschwünge, Beinschwünge, eine liegende Acht in die Luft malen – kleine Kreise mit dem Fuß in die Luft malen – schunkeln im Kreis mit Handfassung.

Ein Vierer eignet sich zum Stampfen, Klatschen, Schnipsen, oder am Platz marschieren sowie viele weitere Übungen.

Um eine **kleine Bewegungsfolge** einzustudieren, eignen sich einfache Übungen die sofort mitgemacht werden können. Der Übungsleiter macht vor und die Teilnehmer machen sofort mit – in die Hände klatschen – auf die Oberschenkel klatschen – nach vorne boxen – mit den Händen eine Leiter hochklettern – Arme scheren und vieles mehr.

Man sollte zuerst mit zwei drei Übungen hintereinander beginnen, damit jeder Teilnehmer ein Erfolgserlebnis hat. Später können neue Bewegungen dazukommen.

Die Musik sollte bekannt sein und motivierend wirken – die Übungen können solange wiederholt werden bis alle Teilnehmer sie umgesetzt haben – erst dann die nächste Übung anschließen. Also muss ich nicht unbedingt zählen, sondern achte darauf, dass alle Teilnehmer es umgesetzt haben und vor allen Dingen Spaß am Tanzen haben. Die Freude an der Bewegung steht immer im Vordergrund.

Im Kreis: sich an den Händen fassen und schunkeln – gemeinsam die Arme im Kreis in die Mitte bringen – dabei den Rücken lang nach vorne strecken – die Arme gemeinsam nach oben führen (nur so weit wie es jedem Teilnehmer möglich ist).

Die Trommel – Begleitung – Rhythmus

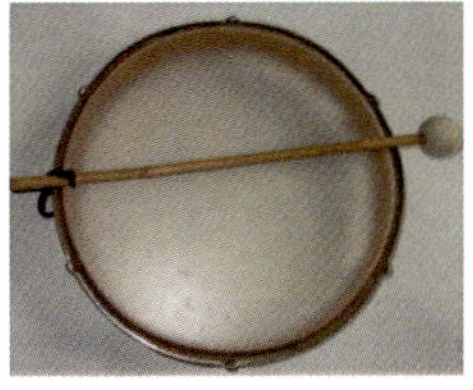

- Trommel im Takt schlagen – die TN nehmen den Rhythmus auf und marschieren am Platz.
- Einen Rhythmus vorgeben – die TN klatschen diesen Rhythmus mit den Händen nach.
- Rhythmus: 1 – 2 = langsam 1 – 2 – 3 =schnell
- Die TN klatschen oder stampfen den Rhythmus.
- Gleicher Rhythmus – die TN klatschen bei 1 – 2 auf die Oberschenkel und bei 1 – 2 – 3 in die Hände.
- Steigerung: 1 – 2 – 3 – 4 = rechte und linke Hand klatscht im Wechsel auf die Oberschenkel – 1 – 2 mit beiden Händen zugleich auf die Oberschenkel schlagen 1 – 2 in die Hände klatschen.
- Die TN sitzen im Kreis – wer mag schließt die Augen oder schaut zum Boden. Der Spielleiter geht durch den Raum – an einer Position schlägt er kurz die Trommel – TN zeigen in die Richtung aus der sie die Trommel gehört haben – Augen öffnen – kontrollieren.
- Welcher TN gibt einen Rhythmus vor? Die anderen TN klatschen den Rhythmus nach.

8 Partnerübungen

Durch Partnerübungen hat man die Möglichkeit, dass sich die TN besser kennenlernen und sich die Namen besser merken. Für die TN in meiner Gruppe waren die Partnerübungen eine neue Erfahrung – sie wurden positiv angenommen. Zuerst fanden die TN die Sitzordnung etwas merkwürdig – schon bald hatten sie sich daran gewöhnt und wussten, sobald wir die Sitzordnung einnahmen, es geht um Partnerarbeit. Diese ist mit und ohne Handgerät möglich. Bei der Partnerarbeit lernen die TN sich auf den Partner einzustellen, Rücksicht zu nehmen – mal fordernd zu sein – was kann ich meinem Partner zutrauen. Die Leitung behält die Gruppe im Auge und erkennt, falls ein Paar nicht zusammen passt. Es ist wie im Leben, nicht alle passen zusammen. Ich habe es nur selten erlebt, meistens profitieren die Partner voneinander. Die Bewegungen machen zu zweit mehr Spaß, die Motivation steigt und die Intensität der Bewegung nimmt zu.

Sitzordnung: Es werden zwei Stuhlreihen gebildet (wie eine Gasse), die Partner sitzen sich gegenüber.

- Jeder stellt sich seinem Gegenüber mit Vor- und Nachnamen vor.
- Wir schütteln uns die Hand – begrüßen uns mit vollem Namen.
- Die Partner fassen sich mit beiden Händen und bewegen den Oberkörper vor und zurück.
- Die Partner fassen sich beidhändig, abwechselnd beugen und strecken sie den rechten und linken Arm – einen Rhythmus finden.
- Die Partner lehnen sich mit dem Rücken an die Stuhllehne – beide heben das rechte Bein – versuchen den Fuß des Partners zu berühren – Sohle an Sohle – Wer hat größere Schuhe? Gegengleich.

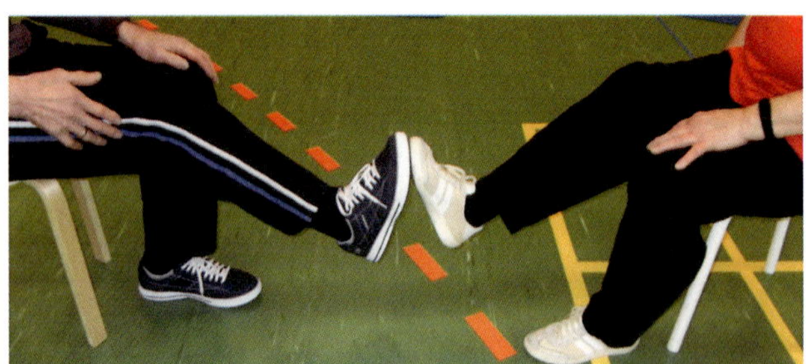

- Die TN sitzen angelehnt – das gegenüberliegende Bein anheben und versuchen den Fuß – um den Fuß des Partners zu kreisen – Richtung ändern – gegengleich.
- Die TN sitzen aufrecht – nicht angelehnt – Klatschübung = 2x auf die Oberschenkel – 2x in die Hände des Partners – oder 2x rechte Hand – 2x linke Hand – 2x beide Hände – 2x auf die Oberschenkel.
- Jeder TN legt seine Handflächen aneinander – mit den Fingerspitzen der Hände berühren wir die Fingerspitzen unseres Partners – sich dabei mit dem Oberkörper vorlegen. Achtung: Leitung zeigt auf eine Stuhlreihe – diese TN versuchen jetzt ihren Partner abzuklatschen – dieser wird schnell seine Hände zurückziehen. Vielen TN ist diese Übung bekannt. Hat man es geschafft den Partner abzuklatschen versucht dieser es jetzt auch.
- Die Partner fassen sich mit beiden Händen und beschreiben einen Kreis mit den langen gefassten Armen- Richtung ändern.
- Die Partner haben die Arme angewinkelt – die Handkanten zeigen nach oben (der Daumen zeigt zur Decke) – der eine Partner hat die Arme etwas weiter geöffnet – jetzt die Hände umeinander kreisen – die Hände gehen zusammen und auseinander – ein Rhythmus.
- Die Partner haben die Arme angewinkelt die Handkanten zeigen nach oben – der eine Partner legt die Handflächen außen an die Handrücken des Partners. Jetzt gibt jeder Partner Druck, der eine nach außen, der andere nach innen. Stärkt die Arm – Schulter und Brustmuskulatur). Dann wechseln die Partner die Handstellung.
- Ähnliche Übung: Der eine TN hält seine Handflächen nach oben – der Partner legt seine Hände auf die Handflächen – jetzt bauen beide Druck auf – gegeneinander drücken.
- Die TN strecken ihre Arme und berühren sich mit den Handflächen – vor- und zurückschieben – dabei bleiben die Handflächen aneinander kleben – der Oberkörper geht mit.
- Die gleiche Position – jetzt drücken wir gegen die Handflächen des Partners. Wer ist stärker?
- Ich bin dein Spiegel: Der eine Partner macht eine Bewegung, die der andere übernehmen muss wie ein Spiegelbild – hier kann die

Leitung am Anfang Bewegungen vorgeben – wie Scheibenwischer mit den Handflächen – Arm hochführen – eine Faust machen.

Achtung! Immer die gegenüberliegende Seite macht die Bewegung mit – wie im Spiegel.

Spiel: Die Partner schauen sich genau an – welche Kleidung, Schmuckstücke trägt mein Partner? Der eine Partner schließt seine Augen – der andere Partner verändert etwas an seinem Aussehen – wie einen Ärmel hochkrempeln – die Uhr verdrehen – einen Knopf öffnen. Ist er fertig, kann der Andere seine Augen öffnen und versuchen die Veränderung zu erkennen.

Partnerübung mit den Handtüchern

Partner sitzen sich in einer Gasse gegenüber

- Das Handtuch mit beiden Händen fassen und auf und abschwingen.
- Atmung mitnehmen – nach oben – einatmen nach unten ausatmen.
- Das Tuch nach rechts – links schwingen – der Oberkörper geht mit.
- Verbinden – 4x auf und ab – 4x nach rechts und links usw..
- Das Tuch diagonal über die Ecke ziehen – wie Tischdecken ziehen.
- Beide Hände ziehen gleichzeitig.
- Das Handtuch straff halten und versuchen mit der Fußspitze das Handtuch zu berühren. Gegengleich. Beide Partner beginnen mit Rechts, dann kommen sie sich nicht in die Quere.
- Handtuch ablegen – Hände – Arme Schultern lockern.
- Handtuch wieder mit beiden Händen fassen – jetzt wird ein Ball auf das Handtuch gelegt – den Ball hin- und her rollen.
- Ball durch Schwünge mit dem Tuch hochwerfen und auffangen.

Abschluss: Es liegt ein Ball auf dem ersten Handtuch in der Gasse – jetzt den Ball ins nächste Handtuch rollen lassen usw.

Fingergymnastik

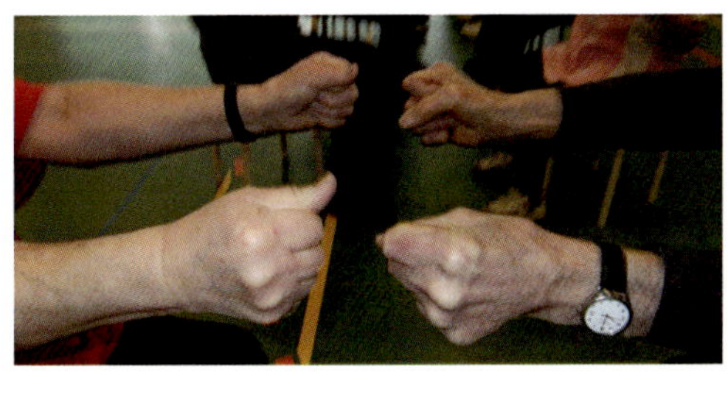

- Vor dem Körper mit den Fingern Klavier spielen. Dann die Hände und die Finger gut ausschütteln. Wie beim Wasser abschütteln.
- Mit den Fingern vor der Brust ein Dach bauen. Die Ellenbogen nach außen nehmen – rhythmisch die Fingerspitzen drücken und loslassen. 10x dann gut lockern (Beweglichkeit Fingergelenke)
- Beide Handkanten liegen auf den Oberschenkeln – eine Faust machen – dann eine flache Hand auf die Oberschenkel legen. Üben und schneller werden. Nur mit einer Hand diese Übung ausführen.
- Die Finger verschränken (wie beim Gebet) schauen – welcher Daumen vorne liegt – Hände auseinandernehmen, erneut falten und den anderen Daumen nach vorne legen. Wie fühlt es sich an?
- Kleine Klatschübung: 2x auf die Oberschenkel schlagen 2x in die Hände klatschen und dann mit beiden Händen schnipsen.
- Die Finger zum Dach falten – Daumen öffnen, umkreisen schließen sich. Mit allen Fingern wiederholen.
- Beide Hände liegen auf den Oberschenkeln oder auf der Tischplatte – auf Ansage wird ein entsprechender Finger angehoben.
- Daumen und Zeigefinger lang ausstrecken – die anderen Finger zur Faust. Wie eine Pistole. Die Figur mit Daumen und Mittelfinger zeigen, dann mit dem Ringfinger und dem kleinen Finger.

Spiel: Alle Vögel fliegen hoch. Oder alle Nudeln schmecken gut – Hände gehen nach oben – dann alle Nägel schmecken gut – Hände bleiben unten.

Gleichgewicht – Balance

- Die TN sitzen vorne auf dem Stuhl – Rücken frei, Füße aufgestellt. Linkes Bein und Gesäßhälfte anheben – kurz halten – gegengleich.
- Wie obige Übung: Jetzt zeigen beide Arme nach links, wenn das rechte Bein angehoben wird und gegengleich.
- Sitz vorne auf dem Stuhl – Füße aufgestellt – Arm und Bein auf der rechten Seite ausstrecken und einen Kreis beschreiben – Richtungswecksel – Seitentausch. Für die Koordination: Bein kreist nach innen – Arm kreist nach außen.
- Freier Sitz (nicht angelehnt) Füße im Ballenstand. Die Arme werden in U-Form auf Schulterhöhe angewinkelt. Jetzt den Oberkörper nach rechts und links drehen.
- Freier Sitz – Füße aufgestellt – die Hände fassen die Lehnen – sich hochstützen und Gesäß anheben: Stützkraft, Durchblutung Gesäß.
- Koordination: rechte Hand zum linken Knie – gegengleich – dann rechte Hand rechtes Knie – linke Hand linkes Knie = jeweils 4x.
- Wie Übung zuvor. Aber nun dabei das rechte oder linke Bein anheben = Steigerung der Koordinationsfähigkeit.
- Freier Sitz – einen Gegenstand auf den Kopf legen – balancieren – Rücken strecken – Kopf drehen rechts – Mitte – links – Mitte.
- Freier Sitz – rechten Arm nach vorne ausstrecken: Daumen zeigt nach oben – den Daumen mit den Augen fixieren – den Arm langsam nach rechts führen – Augen und Kopf folgen dem Daumen – zurückkommen – wiederholen – nun die andere Seite. TN bestimmt ihr Tempo selbst. Dies ist eine Übung gegen den Schwindel.
- Sitz angelehnt an die Stuhllehne, beide Beine gestreckt anheben, dann ein Bein über das andere schlagen und kurz halten. Innere Beinmuskulatur und Beckenboden wird angespannt.

Abschluss: Balanceübung im Kreis. Dosen aufeinander stapeln, Becher aufeinander stapeln, Tennisringe aufeinander stapeln und im Kreis weiterreichen. Die Dinge so weiterreichen das mein Nachbar den Stapel sicher halten kann. Anpassung an den Partner.

Sturzprophylaxe

Mit Handfassung an der Stuhllehne

Die Teilnehmer stehen hinter den Stühlen und fassen die Stuhllehne mit einer Hand oder beiden Händen. Auch Teilnehmer die im Rollstuhl sitzen oder nicht alleine stehen können machen die Übungen im Sitzen mit. Denn auch hier wird die Balance trainiert.

- Stand hinter dem Stuhl – sich aufrichten. Wie war das noch: Brust raus – Bauch rein – wir dürfen ein wenig hochnäsig sein. Spüren das man ein paar Zentimeter wachsen kann. (auch sitzend)
- Jetzt heben wir einen Arm und strecken ihn weit nach oben – wer mag kann den Blick zur Decke mitnehmen – gegengleich.

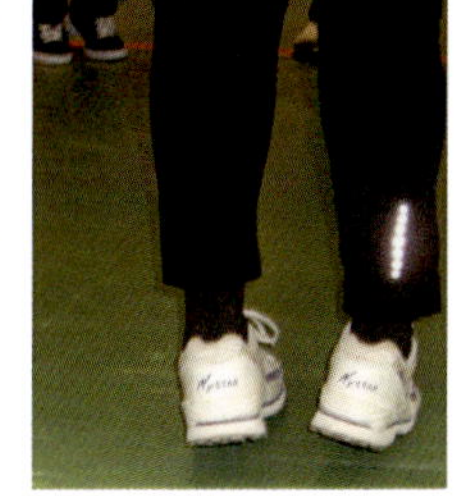

- Beide Füße kommen in den Ballenstand (die Ferse lüften), Handfassung an der Lehne oder beim Partner (Kreis). Übungen 5x wiederholen.
- Lockeres gehen am Platz – dabei singen wir gerne „Wozu ist die Straße da" – steigern, indem wir bewusst die Knie hochziehen.
- Stand auf beiden Füßen – kleine Grätsche machen – jetzt das Gewicht in ein Bein geben, dann in das andere Bein – hin und her – beide Füße bleiben am Boden – Gewichtsverlagerung.
- Zur Lockerung: gehen am Platz.

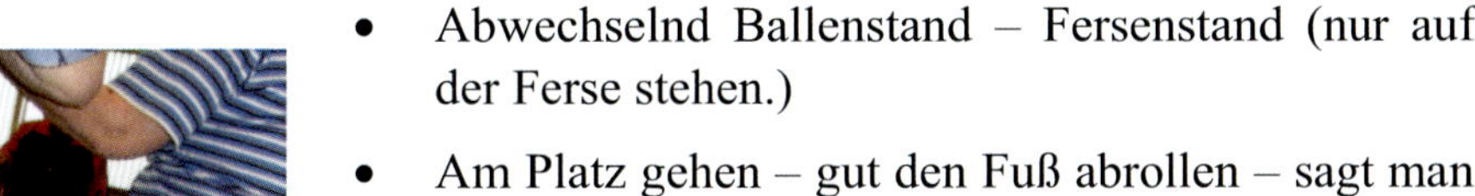

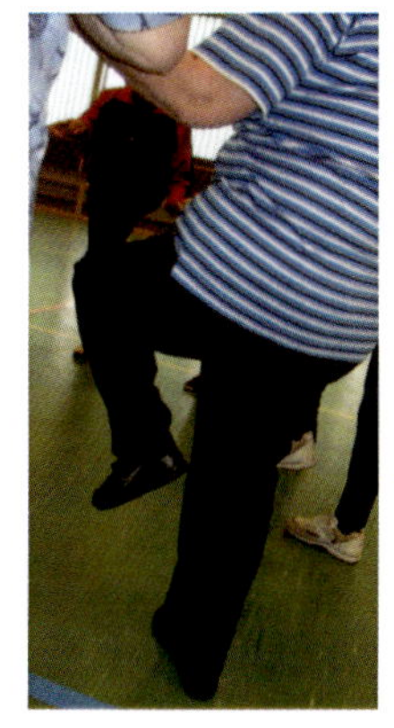

- Abwechselnd Ballenstand – Fersenstand (nur auf der Ferse stehen.)
- Am Platz gehen – gut den Fuß abrollen – sagt man leise gehen, werden automatisch die Füße gut abgerollt.
- Stand: hüftbreit die Füße auseinander stellen – das Gewicht in ein Bein geben und versuchen das freie – leichte Bein bis zum Ballen abzurollen oder anzuheben (Einbeinstand). Gegengleich. Auf sichere Handfassung an der Stuhllehne/Partner achten.

- Stand hinter dem Stuhl mit Handfassung – Kniebeuge – dabei das Gesäß nach hinten schieben.
- Bauchtanz – das Becken kreisen (die Sitzenden kreisen den Oberkörper)- Dabei wird auch das Gewicht von einem Fuß zum anderen gegeben, von der Ferse bis in die Fußspitze.
- Stand mit einer Hand die Stuhllehne fassen – den freien Arm ausstrecken und eine Seitbeuge machen – der Arm geht über den Kopf – der Oberkörper wird mitgenommen. Steigerung: Atmung mitnehmen – Einatmen – Seitbeuge mit Flankenatmung – ausatmen zur Ausgangsstellung kommen – 5x wiederholen.
- Nur die rechte Hand hält die Stuhllehne, der linke Arm kann links am Stuhl vorbei pendeln – also etwas weiter links stehen. Freien Arm schwingen und gehen am Platz. Wenn es möglich ist auch leichte Beinschwünge ausführen. Gegengleich – etwas weiter rechts stehen und den freien Arm schwingen, pendeln.

Abschluss

Gehen am Platz, jeder TN entscheidet für sich, ob er eine, keine oder beide Hände an die Stuhllehne nimmt.

Wir singen gemeinsam: das Wandern ist des Müllers Lust und gehen dabei am Platz.

Bewegungsgeschichten

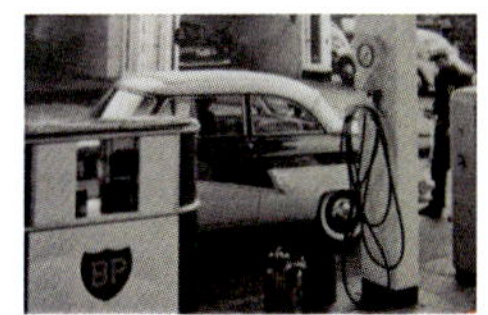

Die Autowäsche

Handgeräte: Papprolle – Schwamm – Tuch

Es wird Zeit, das Auto muss gewaschen werden. Zuerst nehme ich den Gartenschlauch und spritze alles ab (mit der Papprolle arbeiten) – auch unter den Kotflügeln (warum?) Dort sammelt sich viel Sand an. Den Schlauch abdrehen und beiseite legen. Jetzt den Schwamm in den Eimer mit der Seifenlauge tauchen, ihn gut auswringen und los geht's. Wo soll ich beginnen? Frage an die TN – auf dem Dach und dann weiterarbeiten bei den Fenstern. Um das Dach einseifen zu können muss ich mich lang ausstrecken und hin und her wischen. Zwischendurch immer wieder den Schwamm ausspülen und auswringen. Weiterarbeiten an den (wo?) … Türen, Kotflügel, Heckklappe und Motorhaube usw.

Zum Schluss nehme ich einen anderen Schwamm und seife die Felgen ab, dafür muss ich mich tief herunterbeugen. Alles ist eingeseift, ich greife wieder zu meinem Gartenschlauch und spritze die Seife von meinem Auto (Papprolle hin und her schwenken). Fertig, den Schlauch abdrehen und aufwickeln auf den Schlauchhalter – (Drehbewegung). Jetzt möchte ich noch die Scheiben abziehen, damit sie wirklich blitzblank sind. Dafür nehme ich das Ledertuch und reibe das Auto trocken. Alles glänzt und ich überlege, wo der nächste Ausflug mit dem Auto hingehen soll?

Eine Autofahrt

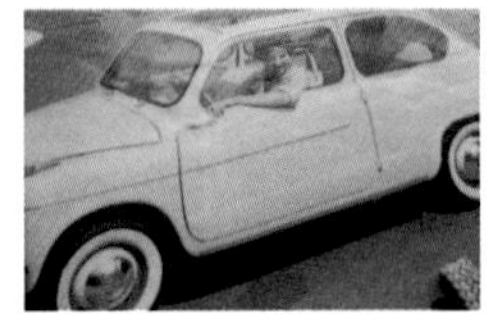

Nehmen sie die Teilnehmer mit auf die Fahrt.

Handgerät: Tennisring

Jeder TN bekommt einen Tennisring als Lenkrad. Wir steigen in unser Auto – Was mache ich zuerst? Ich stelle den Sitz auf meine Größe ein, dann stecke ich den Schlüssel in das Zündschloss. Jetzt stelle ich den Rückspiegel und die Seitenspiegel ein – Warum? Dann kontrolliere ich die Handbremse – Wo finde ich diese? Ist sie noch angezogen? Frage an die TN: Wo befindet sich welches Pedal, für Gas, Bremse und Kupplung. Ich schnalle mich an, dann trete ich auf die Kupplung und lege den Rückwärtsgang ein. Ich drehe den Schlüssel im Zündschloss, der Motor springt sofort an. Ich schaue nach hinten über die Schulter, oder in die beiden Seitenspiegel, lasse die Kupplung kommen und fahre rückwärts vom Hof. Achtung! Nach links einschlagen (Tennisring nach links drehen) und auf die Straße fahren Kupplung treten und den 1. Gang einlegen, die Fahrt geht los. Jetzt in den 2. Gang schalten und wieder anhalten, Blinker nach rechts setzen und in den ersten Gang schalten – die Kupplung halten, nach rechts und links schauen – die Straße ist frei, ich fahre los. Jetzt in den 2. Gang schalten, dann in den 3. und 4. Gang. Ich fahre gemütlich durch den Ort – Wie schnell darf ich fahren?. Achtung! Bremsen, da kommt eine Kreuzung – anhalten – Wer hat Vorfahrt? Ich fahre geradeaus weiter, schalte vom 1. Gang nacheinander in den 4. Gang und befahre jetzt eine Bundesstraße – Wie schnell darf ich hier fahren? Ich genieße die Fahrt und schalte das Radio ein – es wird gute Musik gespielt und ich singe mit. Ich setze den Blinker nach links und biege links ab. Jetzt fahre ich 50 km/h, aber Achtung, dort ist eine rote Ampel, also langsam heranfahren und anhalten. Geradeaus geht es weiter – jetzt kommt eine starke Rechtskurve – sich in die Kurve legen. Nun noch einmal den Blinker nach rechts schalten, ich fahre in meine Straße hinein – noch einmal den Blinker nach links schalten und schon fahre ich auf meine Auffahrt. Anhalten – Kupplung treten und den Schlüssel um drehen, der Motor ist aus und ich habe einen Gang eingelegt. Jetzt den Schlüssel abziehen und abschnallen. Ja, das war eine schöne Autofahrt.

In der Speisekammer

Wir befinden uns in einer Speisekammer auf einem Bauernhof.

Ich rieche die Köstlichkeiten in der Speisekammer – „Wonach riecht es?“ Frage an die TN. Ich schaue mich um und bin überwältigt von der Fülle der Speisekammer. Ich schaue zur Decke: „Ja, was hängt dort?“ Frage an die TN. Dort hängt der Speck und der geräucherte Schinken, den würde ich gerne probieren. Ich recke mich zur Decke, ich möchte den Schinken greifen. Das ist sehr schwierig, ich versuche es etwas tiefer auf dem obersten Regal: „Was liegt auf dem Regal?“ Frage an die TN. Schöne rotwangige Äpfel, ich greife hoch und nehme mir einen von den roten Äpfeln. Lecker, ich beiße sofort hinein. Der hat sehr gut geschmeckt – ich reibe mir den Bauch. Aber ich bin noch nicht satt. Vielleicht koste ich noch von dem Kuchen, der auf dem unteren Regal steht. Ein duftender Topfkuchen mit Rosinen, die mag ich besonders gern. “Wo ist nur das Messer, damit ich mir ein schönes Stück abschneiden kann?“ Suchen, sich umschauen – den Kopf drehen.“ Ach ja, ich habe ein Taschenmesser in der Hosentasche, das wird wohl gehen.“ Ich klappe das Messer auseinander und schneide mir ein Stück Kuchen ab. Der schmeckt nach Nüssen, Rosinen und sogar nach Schokolade. „Lecker, lecker“ – mit der Zunge sich die Krümel von den Lippen lecken. Jetzt habe ich Durst bekommen, ob ich etwas zu trinken in der Speisekammer entdecken kann? Ich schaue mich in der Speisekammer um – Drehbewegung des Oberkörpers und des Kopfes. Ganz unten entdecke ich eine Kiste Apfelsaft. Ich nehme eine Flasche heraus und da ich jetzt kein Glas zur Hand habe, schraube ich die Flasche auf und trinke aus der Flasche. Selbstgemachter Apfelsaft, das ist etwas Besonderes. Der Durst ist erst einmal gelöscht und ich schaue mich weiter in der Speisekammer um. Frage an die TN: „Was könnte noch in der Speisekammer stehen?“ Eingeweckte Früchte in Gläsern, Marmeladengläser, Bohnen in Gläsern und sogar eine bunte Dose mit selbstgebackenen Keksen. In dem unteren Regal finde ich Zwiebeln, Kartoffeln und auch ein paar frische Möhren. Aber darauf habe ich im Moment keinen Appetit. Unter dem Regal auf dem Boden (sich tief vorbeugen) steht ein brauner Tontopf. „Was könnte in dem Tontopf lagern?“ Schöne eingelegt Gurken. “Wie sah das damals aus – es lag ein Teller auf den Gurken, damit sie immer mit Flüssigkeit bedeckt waren. Da könnte ich wohl einmal eine Gurke probieren. Schwupp, den Teller angehoben und mit der Gabel angele ich mir eine Gurke. Die stecke ich mir sofort in den Mund. „Ja, die ist schön knackig und gut gewürzt." Wenn ich sie verspeist habe, reibe ich mir wieder über den Bauch – Wohlgefühl. Zum Abschluss könnte ich noch etwas Süßes vertragen. Was entdecke ich denn da, ganz unten, ziemlich weit hinten im unteren Regal in einem hohen Tongefäß. Es ist der berühmte Rumtopf meiner Oma, den muss ich unbedingt kosten. Ich hole einen großen Löffel und einen Becher und probiere den gut durchgezogenen Rumtopf. Jetzt bin ich gesättigt, ich setzte mich auf einen Stuhl in der Küche und lehne mich zurück, dabei strecke alle Viere von mich. So ein Besuch in der Speisekammer ist immer wieder schön und lecker!

Fenster putzen

Handgeräte: Tuch –Schwamm – Zeitung

Es ist wieder soweit, die Fenster müssen geputzt werden. Ich greife mein Putztuch, tauche es in die Seifenlauge des Eimers und wringe es aus. Jetzt strecke ich mich und putze das Fenster – aber bitte auch schön in die Ecken mit dem Putztuch – dafür strecke ich mich sehr lang nach oben. Auf und ab hin und her reiben. Ach da ist noch der hartnäckige Fliegendreck. Hier muss ich besonders stark drücken um den Fleck zu entfernen – geschafft! Und wieder das Putztuch in den Eimer tauchen, ausspülen und auswringen. Noch einmal alles nachwischen und wieder schön die Ecken mitnehmen. Das Fenster ist sehr tief, also auch ganz nach unten wischen – hin und her wischen. Wieder das Tuch ausspülen, auswringen und dann den Fensterrahmen abwischen – dafür muss ich mich wieder strecken – nach rechts und links beugen und auch tief unten wischen. Das Putztuch in den Eimer legen. Jetzt nehme ich ein Zeitungsblatt – knülle es und poliere das Fenster solange – bis es glänzt. Ja, jetzt kann ich mich darin spiegeln – alles ist wieder wunderbar sauber.

Schuhe putzen

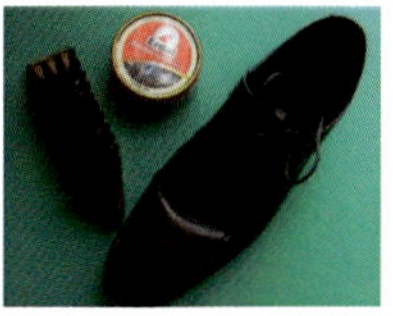

Material: Socken

Heute werden die Schuhe geputzt.

Zuerst putze ich mit der Bürste den groben Schmutz von den Schuhen ab. Ach herrje, auch die Sohlen sind total verdreckt. Hier muss ich besonders stark putzen. Die Vorbereitung ist geschafft. Jetzt suche ich die geeignete Schuhcreme heraus (dabei sich bücken und suchen). Ich drehe die Tube auf und gebe etwas Schuhcreme auf den Schuh. Mit einem Lappen (Socke) oder Schwamm verteile ich die Schuhcreme auf den Schuh. Mit der rechten Hand steige ich in die Socke und reibe die linke Hand wie einen Schuh mit Schuhcreme ein. Fertig, ich nehme den zweiten Schuh und beginne von vorn, also putzt die linke Hand. Die Schuhcreme muss jetzt einziehen. In der Zwischenzeit lockere ich meine Schultern, Hände und Arme. Dann nehme ich wieder ein Tuch und poliere die Schuhe bis sie glänzen. Eventuell hilft hier auch etwas Spucke, damit die Schuhe den nötigen Glanz bekommen. Jetzt poliere ich den zweiten Schuh. Fertig, die Schuhe glänzen und ich freue mich, wenn ich sie wieder tragen kann.

Nach getaner Arbeit versuche ich mich zu lockern und zu entspannen. Ich recke mich, strecke meine Beine aus und atme tief durch. Dann schüttele ich meine Schultern und Hände aus.

Große Wäsche

Material: ein Handtuch.

Heute ist Waschtag.

Ich öffne den Behälter der Schmutzwäsche und sortiere sie. Die Teilnehmer beugen sich nach vorn und sortieren auf dem Boden. Wie sortiere ich? Frage an die Gruppe: Weiße Wäsche, Buntwäsche, Wolle und Handwäsche. Die weiße Wäsche stecke ich in die Waschmaschine, dabei beugen die TN sich vor und stecken die Wäsche in die Waschmaschine. Das Waschmittel gebe ich in die Schublade, dann schalte ich die Waschmaschine ein. Welches Programm wähle ich? 60 Grad Wäsche. Jetzt widme ich mich der Handwäsche, dies sind besonders schöne Kleidungsstücke – Welche Kleidungstücke wäscht man mit der Hand? Ich lasse Wasser in das Waschbecken und gebe Waschmittel dazu und verrühre es im Wasser, die Hand macht die Bewegung dazu. Das erste Kleidungsstück gebe ich hinein, es saugt sich voll und ich bewege es im Wasser hin und her. Ich hebe es hoch und tauche es wieder ein, das mache ich mehrmals. Wenn es sauber ist, wringe ich es aus und lege es in die Schüssel. Es folgt das nächste Kleidungsstück. Nach dem Waschen werden die Kleidungsstücke im klaren Wasser gut ausgespült und ausgewrungen. Einzelne Teile lege ich noch in ein Handtuch, rolle es auf und drücke es, so wird das Wäschestück schonend getrocknet. Ich nehme die Wanne mit der Wäsche und hänge sie auf.

Jetzt ist auch die Wäsche in der Waschmaschine fertig. Ich hole sie aus der Maschine und lege sie in die Wanne. Das Wetter ist schön, die Wäsche kann draußen trocknen. Bevor ich die Wäsche aufhänge, schüttele ich die einzelnen Kleidungsstücke kräftig aus, damit sie schön glatt werden Den Rest macht der Wind. Am Nachmittag nehme ich die Wäsche ab und lege sie zusammen. Einige Teile müssen gebügelt werden, aber das erledige ich morgen.

Zur Entspannung setze ich mich auf einen Stuhl und atme tief durch. Dabei nehme ich bei der Einatmung die Arme mit nach oben und bei der Ausatmung wieder her runter.

Wahrnehmung

Der Bereich der Wahrnehmung umfasst nicht nur die Reizaufnahme durch die verschiedenen Sinnesorgane und Rezeptoren, wie Fühlen und Begreifen (Sensorik). Er beinhaltet auch die Verarbeitung dieser Sinnesreize (Integration), durch Aussortieren, Vergleichen, Wiedererkennen, Zuordnen, die durch Assoziation mit früheren Erfahrungen mögliche Interpretation, die Speicherung in die entsprechenden sensorischen Hirnzentren, die interne Reizsetzung durch Wunsch und Motivation bis hin zum Planen der entsprechenden Handlung, die als Reaktion in Bewegung umgewandelt werden soll, bzw. die Rückmeldung und Kontrolle über den Erfolg. „Wahrnehmung ist also eine subjektive, durch die Sinnesorgane gewonnene und im Gehirn verarbeitet Vorstellung von der Umwelt." (Bertelsmann Lexikothek, Gütersloh 1974). Wahrnehmung ist die Grundvoraussetzung für jegliche motorische und kognitive Entwicklung.

Das Vestibularsystem nimmt Reize über das Innenohr auf. Die Flüssigkeit in den Bogengängen reagiert auf die Kopfbewegungen, besonders bei Tempiveränderungen. Die Macularorgane reagieren auf die Schwerkrafteinwirkung. Das Gleichgewichtsorgan bildet die Grundlage für Haltung, Bewegung, Körperschema, Anpassung an die Raumlage und die Positionssicherheit. Es hat Einfluss auf alle anderen Sinnessysteme. Es bestehen enge Verbindungen zum vegetativen Nervensystem (z.B. Schwindelgefühl bei zu schnellen Bewegungen), zur Nackenmuskulatur (Kopfkontrolle) und zur Augenmuskulatur (Stellung des Kopfes im Raum). Störung innerhalb der vestibulären Wahrnehmung bedeutet bei Unterempfindlichkeit fehlende Gefahreneinschätzung und meist erhöhten Bewegungsdrang, bei Überempfindlichkeit dagegen Bewegungsängstlichkeit und Raumlageschwierigkeit.

Wahrnehmung – Fühlen

Das taktile System nimmt über die Haut, Schmerz, Temperatur, Druck und Differenzierung von Formen und Oberflächenbeschaffenheiten wahr. Das Berühren und Berührt werden hilft bei allen Entwicklungsprozessen mit.

Übungen – Fühlbox:

Eine Fühlbox lässt sich leicht herstellen. Etwa aus einem Schuhkarton mit runder seitlicher Öffnung in die eine abgeschnittenen Socke eingebastelt wurde. Einfacher geht es mit einem Beutel der zusammengezogen werden kann und der Hand ebenfalls als Einsteig in den Behälter dient. Die Box füllt man mit Alltagsmaterialen: Löffel, Korken, Kerze, Kugelschreiber usw. Oder auch mit verschieden Materialien – Putzschwamm, Waschhandschuh, Bürste, Seidentuch, Schmirgelpapier usw.

Der Teilnehmer steckt die Hand in die Box und versucht durch tasten und fühlen den Gegenstand zu erkennen – zur Kontrolle wird der Gegenstand herausgenommen. Bei Demenzkranken kann der Gegenstand sofort herausgenommen und benannt werden – oft ist dies bereits schwierig oder nicht möglich – der TN benötigt unsere Hilfe – wir können ihm Hilfestellung geben: Kennen sie den Gegenstand? Kann man damit essen? Haben sie den Gegenstand schon einmal benutzt usw. Wichtig ist, dass Demenzkranke an der Übung teilnehmen und sich wertgeschätzt fühlen – vielleicht haben sie dank der Hilfe gar ein Erfolgserlebnis.

Alle Übungen mit verschieden Materialien (Steine- Igelbälle- Schaumstoffbälle- Wäscheklammern…) fallen in die taktile Wahrnehmung – durch die Vielfalt an Geräten schulen wir immer auch die taktile Wahrnehmung. Klatschen, schnipsen, massieren und vor allen Dingen Partnerarbeit mit Handfassung – oder anderen Berührungspunkten – Partnermassage – Schulterklopfen usw. fördern ebenfalls die taktile Wahrnehmung.

Spiel: Vier verschiedene Dinge werden im Kreis herumgegeben – möglichst verschieden in ihrer Beschaffenheit, z.B. Igelball – Serviette – Löffel – Nagelbürste. Die Dinge landen beim Spielleiter, dieser fragt die Gruppe was zuerst herumgegeben wurde – welches als Zweites usw.

Wahrnehmung – Sehen

Visuelle Wahrnehmung beinhaltet die Aufnahme optischer Reize über die Augen, das Erkennen, das Unterscheiden und die Interpretation durch Assoziation mit früheren Erfahrungen. Sie ist in ihrer Entwicklung auf Erfahrungen aus anderen Bereichen der Wahrnehmung und Bewegung angewiesen. Sie lernt, die spiegelverkehrten und auf den Kopf stehenden Aufnahmen richtig zu interpretieren, Lücken in Bewegungsfolgen zu schließen, Informationen über z.T. sich überkreuzenden Eingangskanäle zu verbinden, Entfernungen zu schätzen und bei Kopfbewegungen die Wahrnehmung der Umgebung ruhen zu lassen.

Übungen für die Gruppe:

- Fotos, Bilder, Postkarten – anschauen – wiedererkennen – interpretieren – erklären.
- Vorlage: Blatt mit Zahlen in verschiedenen Abständen und Größen sowie Schreibweisen. Eine genannte Zahl auf dem Papier finden – jeder TN wird feststellen, dass er sich mit der Zeit immer besser auf der Vorlage zurechtfindet, wir haben uns die Zahlen eingeprägt. Die Vorlage funktioniert auch mit Buchstaben, Motiven oder Wörtern.
- Mit einem Auge durch eine Papprolle (Fernrohr) schauen- welches Auge ist stärker?
- Spiel: Verschiedene Dinge (Maximal acht Dinge) liegen auf einem Tisch in der Mitte unseres Kreises – alle TN merken sich die Dinge – jetzt wird ein Tuch darüber gelegt und unbeobachtet ein Gegenstand entfernt. Das Tuch wird abgedeckt und die TN versuchen zu erkennen, welcher Gegenstand fehlt – besser mit wenigen Dingen beginnt, damit die TN ein Erfolgserlebnis haben. Die Gegenstände können nach Themen gesucht werden wie Tiere, Schreibutensilien, Werkzeuge oder Küchengeräte.

Gesten erkennen

Der Übungsleiter zeigt die Geste und die Teilnehmer erraten diese.

Der Übungsleiter sagt die Geste und die TN zeigen schweigend die Geste.

- Ich melde mich – Arm heben, Zeigefinger zeigt nach oben.
- Komm bitte zu mir – mit dem Zeigefinger locken
- Ich habe Geld – Zeigefinger, Mittelfinger und Daumen reiben.
- Es stinkt – die Nase zuhalten
- Das hätte ich gewusst – mit der flachen Hand an die Stirn schlagen.
- Du bist dran – auf jemanden zeigen.
- Stinkefinger – nur der Mittelfinger einer Faust nach oben zeigen.
- Einen Vogel zeigen – den Zeigefinger seitlich an die Stirn klopfen.
- Der Vettelfinger diesen zeigt Sebastian Vettel nach einem Sieg – den Zeigefinger hoch – sonst eine Faust – die Hand schütteln.
- Typische Angela Merkel Haltung mit den Händen – mit den Händen ein Herz zeigen.
- Beten – Hände falten.
- Müde sein – gähnen – die Hand vor dem Mund halten.
- Trotzig – die Arme vor der Brust verschränken.

Übungen – visuelle und taktile

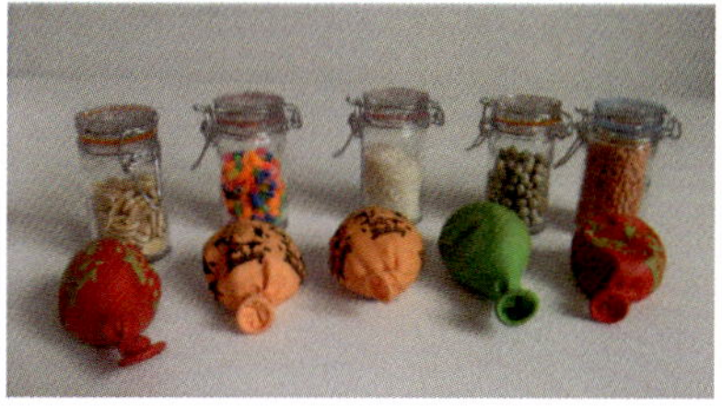

In ein Glas und einen Luftballon wurden jeweils bekannte Dinge gefüllt, wie Erbsen, Kürbiskerne, Mehl, Sand, Reis und Perlen. Diese einfachen Geräte ermöglichen eine visuellen und taktilen Aufgabe, die per Anzahl der Gläser und Ballons beliebig erweiterbar ist.

Die Teilnehmer nehmen jeweils einen Luftballon in die Hand und erfühlen den Inhalt. Tipps helfen – ist es hart, rund, klein usw. Der Übende legt den Luftballon zu dem Glas mit passenden Inhalt.

Am Anfang die Übung mit vier Gläsern und bekannten Dingen beginnen. Für demente Teilnehmer ist diese Aufgabe ebenfalls geeignet.

Schätzen und wiegen

Viele Menschen haben ein gutes Gefühl für Gewichte. Das Einschätzen von 250g oder 500g gelingt gut, da dieses Gewicht oft in der Hand liegt.

1.Übung: Der Übungsleiter legt sich eine Küchenwaage bereit. Er sucht Alltagsgegenstände mit ähnlichem Gewicht – 1kg Zucker und ein Buch, ein Eierbecher und einen Brief, ein Glas und 250g Puderzucker usw.

Jetzt gibt der Leiter einem TN jeweils einen Gegenstand mit ähnlichem Gewicht in die rechte und linke Hand. Der Übende fühlt welches davon schwerer ist. Der Reihe nach spüren und wiegen alle TN die Dinge in den Händen. Am Ende der Runde werden die Gewichte auf der Waage geprüft und bekannt gegeben. Wer konnte gut schätzen? Die Übung können demente Gäste gut mitmachen, neben einem möglichen Erfolgserlebnis erfahren sie ein Gefühl der Gemeinsamkeit.

2. Übung: Der Übungsleiter hat bekannte Dinge aus dem Haushalt gesucht und gibt davon eines dem Teilnehmer in die Hand. Dieser versucht das Gewicht zu schätzen. So geht es reihum und am Ende wird gewogen. Das Gewicht eines freiwilligen Gastes kann eingeschätzt werden und mit einer Personenwaage ermittelt werden.

Wahrnehmung – Hören

Das auditive System nimmt die akustischen Reize über die Ohrmuschel auf. Die durch die Schallwellen hervorgerufene Vibration des Trommelfells wird durch die Gehörknöchelchen weitergeleitet und auf die Flüssigkeit des Innenohrs übertragen. Das auditive System schafft die Voraussetzungen für Sprachentwicklung.

Bei Störungen ergeben sich Schwierigkeiten im Sprachverständnis, in der Sprachentwicklung, im Gleichgewicht, bei akustischer Differenzierung oder Lärmempfindlichkeit.

Übungen:

Verschiedene Musikstücke hören – diese unterscheiden – einzelne Instrumente heraushören. Sind es mehrere Musiker – singen mehrere Menschen?

Lieder singen – summen.

Wenn vorhanden mit den Orffschen Instrumenten spielen.

Geräusche erkennen – es gibt entsprechende CD`s zu erwerben – sie eignen sich für die Gruppenarbeit – z.b. Geräusche auf dem Bauernhof oder Alltagsgeräusche. Hierbei wird auch nah und fern akustisch unterschieden.

Eigene Geräusche anbieten – Papier rascheln – Glöckchen klingt – Holz schlägt auf Holz usw.

Begriffserklärung zur Wahrnehmung aus dem Buch: Bewegungsspiele mit Alltagsmaterialien von Helmut Köckenberger borgmann publishing

Wahrnehmung – Riechen

Olfaktorische Übung

Um den Geruchssinn der Übenden anzusprechen, haben wir kleine Filmdosen mit bekannten Gerüchen- Inhalten gefüllt. Hier ist es Brühe- Muskatnuss- Parfüm und Vanille. Weitere Düfte, wie Essig und Pfeffer können hinzugefügt werden. Bei unseren Gästen lässt der Geruchssinn im Alter oft sehr nach, daher sollte man Düfte nehmen, die stark riechen. Flüssigkeiten auf einem Wattebausch träufeln. Die Dosen können öfter benutzt werden, da sie zu verschließen sind. Aber mit der Zeit sollte auch der Duft immer mal wieder erneuert werden.

Vor den Teilnehmern stehen die Dinge in den jeweiligen Gläsern, Flaschen und Dosen die es gilt zu erkennen.

Die erste Dose mit dem ersten Duft wird dem Teilnehmer angeboten zum Riechen. Dieser versucht jetzt diese Dose vor das jeweilige Produkt zu stellen. Am Anfang nur wenige Düfte benutzen, damit die Teilnehmer auch ein Erfolgserlebnis haben.

Fragen zu den Düften:

An was erinnert sie der Duft?

Riecht es angenehm, süß, sauer oder unangenehm?

Wofür kann man das Produkt verwenden?

Was riechen sie besonders gern?

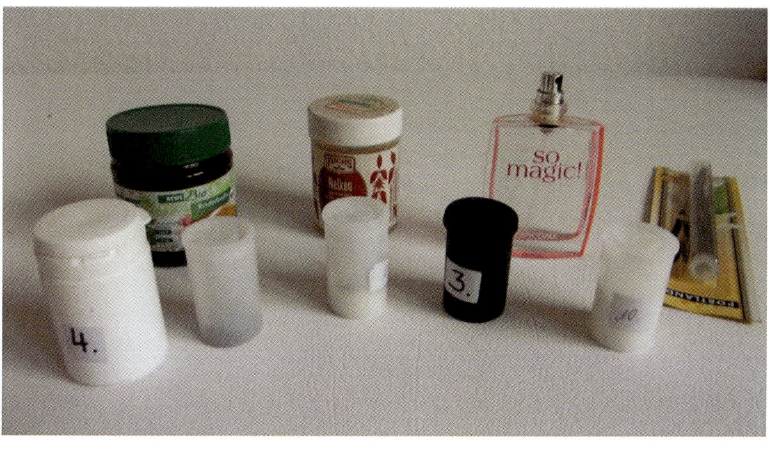

Spielgeschichten

Ich bin top fit

Jedes dieser Wörter wird mit einer Bewegung verbunden.

- Ich – auf die Oberschenkel klatschen.
- Bin – in die Hände klatschen
- top – die Arme nach oben strecken.
- Fit – mit beiden Händen schnipsen.

Diese Aufgabe mehrmals üben, dann kann man die Worte (mit den dazugehörigen Bewegungen) verändern.

Top – fit – bin – ich.

Bin ich top fit?

Karibische Nacht

Wellen	alle Teilnehmer zischen
Palmen	die Arme nach oben führen und hin und her bewegen
Vögel	alle Teilnehmer versuchen zu pfeifen.

Wenn alle Teilnehmer diese Bewegungen und Laute beherrschen, kann man die Runde in drei Gruppen aufteilen. Jede Gruppe erhält eine Aufgabe- ihr seid die „ Wellen „ also immer zischen. Die zweite Gruppe stellt die Palmen dar- Arme hoch und diese hin und her bewegen. In der dritten Gruppe sind die Vögel und pfeifen lustig vor sich hin.

Zusammen hört es sich an wie eine karibische Nacht.

Der Klatschkreis

Die Gäste sitzen im Stuhlkreis. Der Übungsleiter beginnt seinem rechten Nachbarn in beide Hände zu klatschen – dieser gibt es an seinen rechten Nachbarn weiter. Wenn ein Teilnehmer einen Doppelklatsch an seinen rechten Nachbarn weitergibt, heißt das – Richtungswechsel.

Die Rakete

1. Stufe alle Teilnehmer klatschen auf die Oberschenkel – versuchen einen gemeinsamen Rhythmus zu finden.
2. Stufe mit den Füßen auf den Boden stampfen.
3. Stufe Arme werden nach oben ausgestreckt und alle TN rufen dabei HUI

7 3 1

7 x auf die Oberschenkel schlagen

7 x in die Hände klatschen

3 x auf die Oberschenkel klatschen

3 x in die Hände klatschen

1 x auf die Oberschenkel klatschen

1 x in die Hände klatschen

Zuletzt mit der rechten Hand schnipsen und laut **HEY** rufen.

Schau mir in die Augen

Die Teilnehmer sitzen im Kreis. Jetzt schließen alle die Augen und senken den Kopf. Der Übungsleiter ruft:" Jetzt". Alle Teilnehmer heben den Kopf, öffnen die Augen und schauen bewusst jemanden in die Augen. Treffen sich hierbei zwei Augenpaare, scheiden beide TN aus, Als Zeichen dafür verschränken sie die Arme vor dem Körper. Die nächste Runde beginnt. Also: Augen schließen und Kopf senken. Wer bleibt übrig?

Sprechreime

Rhythmisch sprechen – dazu stampfen und klatschen

Gemeinsam rhythmisch und deutlich sprechen.

1. Gruppe – Spagetti
2. Gruppe – Maoam

Wer übertönt die andere Gruppe.

Die Silben lassen sich durch stampfen und klatschen betonen.

Zaubern

Die Teilnehmer sitzen in einem Sitzkreis. In der Mitte des Kreises stehen drei Stühle. Diese bekommen die Nummer 1, 2 und 3.

Mit einem Verbündeten hat der Spielleiter folgendes verabredet. Du gehst vor die Tür und wenn ich dich rufe kommst du herein und sollst den Stuhl erraten auf den sich in der Zwischenzeit ein Teilnehmer gesetzt hat.

Setzt dieser sich auf den ersten Stuhl – so rufe ich dich nur mit dem Vornamen z. B. **Karin** – dies ist nur ein Wort und der Verbündete weiß, es ist der Stuhl Nummer 1 gemeint.

Ruft der Spielleiter – **Karin komm**, ist der Stuhl mit der Nummer 2 gemeint - es sind zwei Worte die er ruft.

Ruft der Spielleiter – **Karin komm herein**, ist der Stuhl Nummer 3 gemeint – drei Worte = Stuhl Nummer 3.

Da der Verbündete gleich weiß welcher Stuhl gesucht wird, sollte er etwas schauspielern – an den Stühlen riechen – die Atmosphäre in sich aufnehmen – den Teilnehmern in die Augen schauen, und erst dann, sich auf den gesuchten Stuhl setzen.

Die Teilnehmer applaudieren wenn der richtige Stuhl gefunden wird.

Meint ein Teilnehmer, dass er den Trick erkannt hat, kann er die Rolle des Verbündeten einnehmen.

Trick 2

Auf einem Tablett liegen drei Gegenstände, jedes Mal ist ein roter Gegenstand dabei. Wieder steht ein Verbündeter vor der Tür des Raumes. Er weiß, dass der gesuchte Gegenstand immer rechts neben dem roten Gegenstand liegt.

Der Zauberer, Spielleiter nimmt jetzt einen Gegenstand hoch, dieser Gegenstand soll gefunden werden. Er legt diesen Gegenstand rechts neben den roten Gegenstand.

Wer errät den Trick? Wer möchte versuchen den Gegenstand zu finden?